DU TRAITEMENT

DES

POLYPES LARYNGIENS

PAR

Le Dr Charles LIVON,

Ancien élève des hôpitaux de Marseille,
Lauréat de l'école de médecine 1869, 1870.

PARIS
ADRIEN DELAHAYE, LIBRAIRE-ÉDITEUR
PLACE DE L'ÉCOLE-DE-MÉDECINE

1873

DU TRAITEMENT

DES

POLYPES LARYNGIENS

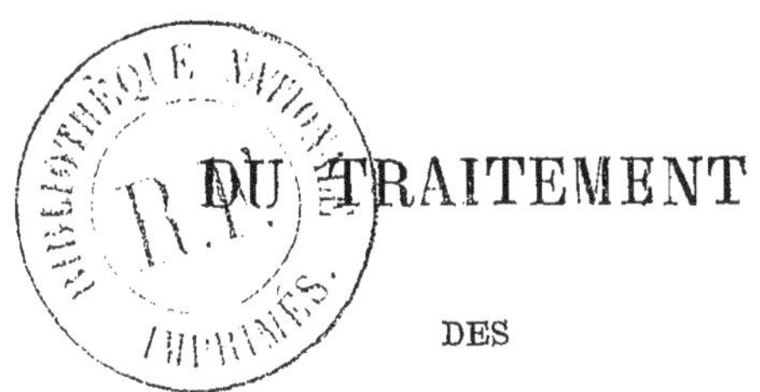

DU TRAITEMENT

DES

POLYPES LARYNGIENS

PAR

Le Dr Charles LIVON,

Ancien élève des hôpitaux de Marseille,
Lauréat de l'école de médecine 1869, 1870.

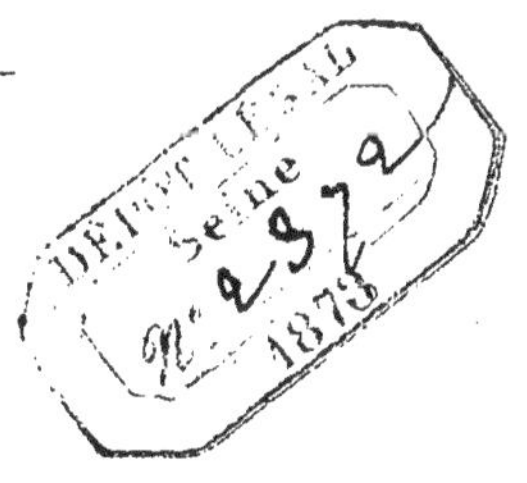

PARIS
ADRIEN DELAHAYE, LIBRAIRE-ÉDITEUR
PLACE DE L'ÉCOLE-DE-MÉDECINE

1873

DU TRAITEMENT

DES

POLYPES LARYNGIENS

> Les gens sensés sentiront toujours que la seule et vraie science est la connaissance des faits.
>
> (BUFFON, *Manière d'étudier l'histoire naturelle.*)

INTRODUCTION.

Les maladies du larynx et les polypes surtout, depuis que le laryngoscope est venu prêter son concours, ont éprouvé dans leur pronostic un changement heureux et les annales de la science en font foi.

Avant que Czermack, eût doté la science de l'instrument qui permet à l'œil de plonger dans les voies respiratoires, cavité qui jusque-là lui avait été inaccessible, la mort subite par asphyxie, dans les maladies laryngées, était assez souvent notée dans le cadre nosologique; cette mort était attribuée à des accidents survenus dans un mouvement de déglutition, ou bien encore à des phénomènes nerveux et à bien d'autres causes, et lorsque l'on en venait à l'ouverture du cadavre, l'autopsie ne faisait que trop souvent voir que la véritable cause était une tumeur polypeuse, qu'il eût été facile d'enlever si sa présence avait été devinée.

Fort heureusement maintenant ces cas de mort sont devenus fort rares. Est-ce à la diminution des affections du larynx qu'est dû ce résultat ? Assurément non, car s'il n'est pas possible de se prononcer d'une manière exacte sur ce point, les observations antérieures faisant défaut, on peut toujours avancer sans crainte qu'elles se présentent, au moins aujourd'hui encore dans la même proportion.

Mais, c'est aux progrès qu'a faits la science du diagnostic sur ces maladies depuis que l'œil a pu y voir clair et l'on peut dire que depuis lors, on vient, on voit et on guérit presque toujours. N'est-ce point là un beau titre de gloire pour le laryngoscope?

Pendant mon séjour dans les hôpitaux de Marseille, ayant eu l'occasion de faire quelques études laryngoscopiques, j'ai pensé que je ne pouvais mieux faire que de choisir pour travail inaugural, un sujet se rapportant à cette branche pleine d'intérêt, et j'y ai été d'autant plus poussé que l'obligeance de M. le Dr E. Nicolas-Duranty m'a fait assister dernièrement à deux cas de polypes laryngiens. Je m'arrêtais donc aux polypes, seulement c'était une question que je ne pouvais traiter *in extenso*, elle m'aurait entraîné trop loin. Laissant donc de côté la partie purement théorique, je ne me suis absolument attaché qu'au côté pratique du traitement, convaincu du reste que c'est le point qui doit le plus occuper le médecin praticien.

C'est donc un travail sur le traitement des polypes du larynx que j'ai l'honneur de présenter à la Faculté.

Je ne prétends pas ici émettre des idées nouvelles, non, pour cela il faut plus de pratique et plus d'expérience que nous n'en avons en débutant dans cette carrière qui en exige tant; je viens seulement présenter en un tout les divers procédés opératoires qui ont été employés jusqu'à ce jour et indiquer ceux qui nous paraissent préférables, d'après les observations que nous avons recueillies.

Nous divisons notre travail en deux parties : la première est réservée à l'historique des polypes qui est aussi celui de leur traitement. Dans la seconde, nous exposons successivement dans plusieurs chapitres, les méthodes, les procédés et leurs résultats.

Afin de donner un aperçu de toutes les observations que nous avons pu rassembler sur ce sujet et afin de ne pas surcharger notre travail, inutilement, nous avons cru qu'en les résumant en tableaux que nous avons placés à propos de chaque procédé, on trouverait de cette manière les principales indications nécessaires.

Je dois dire ici, que si j'ai pu aborder une question dans laquelle la pratique est pour beaucoup, c'est grâce à l'obligeance de M. le Dr E. Nicolas-Duranty, qui s'est mis à ma disposition de toutes les manières; aussi qu'il me soit permis de lui adresser ici tous mes remercîments.

PREMIÈRE PARTIE

HISTORIQUE.

Avant d'en être parvenu au point où nous le voyons actuellement, le traitement des polypes du larynx a passé par bien des phases.

Méconnus d'abord complétement, ils furent ensuite soupçonnés et ce n'est que depuis la vulgarisation du laryngoscope qu'ils sont parfaitement diagnostiqués.

Ces phases sont faciles à comprendre, elles ont suivi pas à pas les progrès que l'on faisait dans le diagnostic de cette affection.

Il est à la connaissance de tout le monde, qu'un traitement ne peut être profitable et rationnel, qu'autant qu'il est basé sur un diagnostic exact; ce dernier, faute de moyens propices manquant, que pouvait-il en être du premier? Aussi, tant qu'a duré l'incertitude de diagnostic, le traitement a t-il été aussi incertain, et les auteurs interprétant de différentes manières des symptômes fournis par la même affection, instituaient tout autant de traitements divers qui la plupart du temps n'offraient pas même l'avantage d'un palliatif.

M. Verneuil divise l'histoire du traitement chirurgical des polypes en trois périodes, l'une commençant à Lieutaud et finissant à Ehrmann, c'est-à-dire de 1767 à 1844, la deuxième se terminant en 1858 et la troisième celle du laryngoscope qui dure encore.

Que M. Verneuil, nous permette de ne pas être complétement de son avis sur ce point. Car il nous semble que la transition de 1844 à 1858 n'est pas assez marquée pour en faire un point d'arrêt.

Ne voit-on pas en effet, Brauers de Louvain, en 1833, faire la laryngotomie thyroïdienne sur un malade affecté d'une gêne de la respiration *qui semblait devoir être attribuée à une tumeur ayant son siége dans le larynx?* diagnostic qui fut vérifié par l'opération.

Roux, sur un malade de Rayer, ne reconnut-il pas par le toucher en portant le doigt dans l'arrière-gorge, une tumeur implantée par sa base vers le bord supérieur du ventricule gauche et qui se prolongeait en s'épanouissant au-dessus de l'ouverture supérieure du larynx?

M. Green, de New-York, ne fait-il pas aussi partie de cette période? quoique ses travaux ne fussent pas encore publiés.

Aussi, tout en tenant compte de l'immense pas qu'ont fait faire les travaux de M. Ehrmann, il faut bien reconnaître qu'un diagnostic porté seulement sur l'ensemble des symptômes qu'avaient offerts les malades ayant succombé subitement à un polype du larynx, n'est qu'un diagnostic qui laisse bien à désirer et qui ne peut être porté que lorsque le polype déjà volumineux, offre des symptômes alarmants.

Car, comme le dit Ehrmann (1), « le diagnostic de cette insidieuse affection est entouré de tant d'obscurité que le danger souvent ne se révèle que lorsqu'il n'est plus possible de lui échapper »; et tout le monde sait que le peu de gêne que cause un polype à son début peut parfaitement passer sur le compte d'une légère inflammation de l'organe de la voix et que sans l'aide du laryngoscope on

(1) Ehrmann, Histoire des polypes du larynx. Strasbourg, 1850.

ne peut diagnostiquer approximativement un polype que lorsque se manifestent : la suffocation, le bruit de soupape, la sensation d'un corps étranger et l'expulsion de parcelles de la tumeur.

Aussi, avec la permission de M. Verneuil et à l'exemple de Tobold, Follin, Bruns et autres, nous admettrons dans notre historique, deux périodes : la première comprend, tout le temps qui s'est écoulé avant la découverte du laryngoscope ; la seconde, tout le temps qui suit, et nous examinerons quels sont les travaux qui ont le plus contribué à faire la lumière sur un sujet qui est resté si longtemps obscur.

Les auteurs anciens renferment bien des passages qui pourraient par la symptomatologie qu'ils offrent, se rapporter à des polypes du larynx, seulement les affections pour lesquelles sont écrits ces passages, quoique les mêmes probablement sont décrites sous des dénominations différentes. C'est ainsi que l'on trouve l'esquinancie laryngée, l'angine polypeuse, l'angine brochocélique, le pseudo-croup, le croup chronique, le catarrhe suffocant et les angines causées par des tumeurs de nature diverse placées près de la gorge ; affections pour lesquelles la mort subite par asphyxie est souvent décrite comme terminaison.

Dans sa pathologie de chirurgie, J.-B. Verduc, en 1720, parle des rétrécissements subits de la glotte par paralysie ou convulsions, il parle aussi d'obstruction subite survenue dans une forte inspiration, et conseille de traiter les obstructions de la gorge par les médicaments volatils ; car, dit-il, l'esquinancie est une tumeur causée par l'acidité du suc nourricier dans les muscles de la gorge.

Jusqu'en 1749, on ne trouve que des indications vagues, car toutes les maladies du larynx sont des esquinancies ou des angines, de même que les maladies du fond de l'œil étaient toutes des amauroses, avant que l'ophthalmoscope ne vînt éclairer les diagnostics.

C'est, disons-nous, en 1749, que Levret, dans ses observations sur la cure radicale des polypes, indique le premier un nouveau procédé pour guérir les polypes de la gorge, il se servait du porte-anse ou serre-nœud, auquel il avait fait donner la longueur et la courbe nécessaires pour porter une ligature au fond de la gorge; pour se rendre ensuite maître de la mobilité de la mâchoire inférieure et de la langue, il faisait usage d'un spéculum oris qu'il avait imaginé, qui rend la langue immobile, tient la bouche ouverte sans qu'elle puisse se fermer, et au moyen d'une plaque polie qui fait son corps, réfléchit catroptiquement les rayons lumineux dans le lieu qu'occupe le polype.

Dans l'observation 27e du même ouvrage, il parle d'un garçon de 17 à 18 ans qui, en 1725, mourut à la Charité trois ans après avoir eu la petite vérole; il était affecté d'une pépinière de tumeurs polypeuses dans les sinus maxillaires et sourciliers, dans la gorge et dans le nez.

Jusque-là le siége de la lésion n'est pas encore bien déterminé; et, sous le nom assez général de polypes de la gorge, on ne distingue rien de précis.

Mais selon Georges Herbiniaux (1), dont parle Lewin dans son article publié dans sa *Deutsch Klinik*, Koderich, vers l'année 1750, opéra heureusement par la bouche une tumeur laryngienne; ce fait serait la première opération connue faite par les voies naturelles.

A mesure que nous avançons, nous voyons que les polypes sont mieux étudiés et plus connus; J. Astruc (2), en 1753, dans son chapitre, *De lesionibus respirationis*,

(1) Georges Herbiniaux. Parallèle des différents instruments avec les méthodes pour s'en servir pour pratiquer la ligature des polypes dans la matrice, avec fig. La Haye, Gosse et Percl. 1771.

(2) J. Astruc. Tract. patholog., edit. tertia. Genevæ, 1753, p. 138.

dit : « Respiratio difficulter et laboriosè exercetur quia larynx inflammatione in angina constrictione, in hysterico affectu (*tumore quocumque supra et juxta adnato præcluditur*), unde difficilior est aeris accessus in pulmones. » Mais il ne parle pas de traitement.

Les polypes du larynx commencent à être à l'ordre du jour. On les recherche, et les malades qui ont succombé à une *esquinancie* sont soumis à l'autopsie, et Lieutaud (1), en 1767, donne le premier, dans les observations 63 et 64, l'anatomie pathologique de deux corps polypeux en grappe, situés à la partie supérieure de la trachée, et insérés par un pédicule unique et particulier qui permettait au polype de flotter.

Au commencement de ce siècle, le gouvernement impérial de France proposa un prix pour le meilleur ouvrage qui serait écrit sur le croup. Des recherches importantes furent faites sur les maladies du larynx et plusieurs cas de polypes, observés à l'autopsie, vinrent se joindre à ceux précédemment connus et donnèrent un nouvel élan à ce point de la pathologie laryngée.

Desault (2), dans ses œuvres chirurgicales publiées par Bichat en 1801, parle de trois tumeurs observées à l'autopsie, tumeurs piriformes ayant leur pédicule inséré dans les ventricules; comme seul traitement efficace à leur opposer, il conseille la bronchotomie (trachéotomie, laryngo-trachéotomie), car il considère leur extraction par la bouche comme difficile, à moins qu'elles n'y soient saillantes.

Deux ans après, c'est-à-dire en 1803, publiant sa clinique, dans sa première section de l'esquinancie simple, il dit qu'elle peut être polypeuse, et qu'on doit lui appliquer le traitement des polypes.

(1) Lieutaud. Historia anatomo-medica, in-4o, Paris, 1767.
(2) Tome II, p. 253.

Arrivés en 1810, nous voyons Pelletan regretter de ne pas avoir fait plus tôt la trachéotomie, et dans sa clinique (1), on trouve l'observation d'un polype avec pédicelle formé sur un des bords de la glotte, et c'est au sujet de ce cas qu'il dit, que s'il avait pu pratiquer la trachéotomie, qu'il fit *in extremis*, le malade ne serait pas mort. Mais comment diagnostiquer une cause qui ne pouvait alors n'être connue que par la dissection des parties?

En consultant ensuite les précis élémentaires des maladies réputées chirurgicales de Delpech, en 1816 (2), on y trouve une opinion contraire à celle que jusque-là les auteurs avaient émise sur les polypes du larynx ; ceux-ci considéraient le diagnostic comme étant difficile, et ils avaient, ce me semble, bien raison, tandis que Delpech écrit : que le diagnostic des polypes de la gorge n'est pas difficile, et il veut parler non-seulement de ceux qui prennent naissance dans le point le plus reculé du plancher des fosses nasales, ou sur les parois du pharynx, mais aussi de ceux des environs de la glotte.

Pour les détruire, il conseille la ligature qui étrangle progressivement, fait périr la totalité de la tumeur et oblitère ses vaisseaux; car, d'après lui, la situation de la tumeur, et surtout sa structure, le nombre de vaisseaux sanguins qu'elle admet, rendraient l'arrachement difficile et même dangereux.

Un peu plus tard, au contraire, en 1821, Boyer, dans ses *Maladies chirurgicales* (3), en parlant de ces excroissances comme très-rares, dit qu'il ne serait pas impossible de les extraire, si l'on avait des signes certains de leur existence, et que l'on ne devrait pas hésiter à pratiquer la laryngotomie en cas de danger.

Peu à peu le nombre des observations de polypes laryn-

(1) Tome I, p. 15.
(2) Tome III, p. 386.
(3) Tome VII, p. 123.

giens augmente ; mais c'est presque toujours l'autopsie qui les fait découvrir et qui montre combien jusqu'alors la chirurgie était impuissante contre cette affection.

Avant d'en arriver en 1833, époque à laquelle Brauers de Louvain extirpa heureusement un polype du larynx, en divisant le cartilage thyroïde, on trouve dans l'ouvrage d'Ehrmann les observations qui furent faites *post mortem* par Schultz (1823), Otto (1824), Andral (1826), Senn, de Genève (1829), Schultz (1830), Albers de Bonn (1833), Dupuytren (1833), et, après cette époque, celles de Rayer (1835), Siemon-Dawosky (1835), Trousseau et Belloc (1835), Gérardin (1836), Charles Mayo (1837), F. Ryland (1837), C.-H. Ehrmann (1837), Rendtorff (1840), Gottlieb-Gluge (1841), Masse de Bonn (1842), Stallard (1844), puis arrive la belle opération de M. Ehrmann, en 1844 ; la laryngotomie était de nouveau pratiquée avec succès pour la vie de la malade, et l'on prévoyait que le jour où on arriverait à un diagnostic certain, elle rendrait de grands services ; ce moment n'était pas bien loin ; et, dans cet intervalle, le Dr Ruef de Strasbourg (1846) signale encore un polype ; Green, la même année, opère par les voies naturelles et guérit une malade d'un polype qui fut aperçu dans un accès violent de toux, et dont le pédicule paraissait s'insérer vers le ventricule gauche ou la corde vocale correspondante.

Le pédicule fut sectionné, avec un plein succès, près de sa base, avec un bistouri, tandis que la tumeur était saisie avec une pince ; c'est encore dans cette même année que Green, sur un malade qui présentait des troubles variés du larynx, porta dans la cavité même de l'organe une éponge imbibée d'une solution de nitrate d'argent, et en ramena de petites excroissances grosses comme des grains de millet, créant ainsi, suivant l'heureuse expression de M. Verneuil, le ramonage du larynx. En 1847, nouvelle observation de M. le Dr Bertherand sur un polype révélé par l'autopsie. Enfin, en 1851, Gurdon-Buck opère un polype par la laryngo-trachéotomie complète, mais il perd sa malade par accident; en 1853, Middeldorpf se sert du galvano-cautère sur un prêtre pour enlever une tumeur que l'on voyait lorsque la bouche était largement ouverte, du volume d'une noix, lobulée à sa surface, dépassant de quelques lignes le bord supérieur de l'épiglotte, semblant naître de la portion sus-glottique du larynx, et en 1859, Pratt, fait avec succès la première opération de laryngotomie thyro-hyoïdienne.

Tel était l'état de la science sur cette question à cette époque, les observations de polypes laryngiens, comme on le voit, ne sont plus très-rares, seulement presque toutes sont pour ainsi dire anatomo-pathologiques, car ce n'est qu'après la mort que ces tumeurs ont été trouvées sur les sujets qui pendant leur vie présentaient des symptômes laryngiens. Quelques-unes pourtant ont été reconnues ou devinées et furent opérées avec plus ou moins de succès: mais ici, il faut le dire, ces tentatives qui n'étaient que formulées avant 1850, à part une ou deux exceptions, furent plus souvent mises en pratique après l'impulsion que donna Ehrmann par ses recherches et ses travaux.

La question n'était pourtant pas encore jugée, loin de là, il y eut des polypes encore ignorés et qui furent funestes; cependant l'on reconnaît tous les efforts que firent les chirurgiens les plus hardis, car tous les moyens possibles, alors, furent employés. Par les voies naturelles, Green, Middeldorpf; par les voies artificielles, Gurdon-Buck, Pratt.

Les résultats de ces opérations trouvèrent une complication dans le fait même du diagnostic, car si les tumeurs que l'on opéra furent diagnostiquées pendant la vie, ce ne fut que grâce à leur développement, à la gêne extrême qu'elles causaient et à leur proéminence dans le pharynx, état de choses qui aggravait nécessairement le pronostic, car, autant pour le malade que pour le médecin, il est préférable d'avoir affaire à une petite tumeur ne donnant lieu à aucun accident. Mais les moyens de diagnostic actuels faisant défaut, quel aurait été le chirurgien assez hardi, je dirais même assez téméraire, pour aller, au hasard, porter un instrument quelconque dans cet organe si délicat, sur les simples données que fournit une petite tumeur, et l'on sait qu'un polype, suivant son siége et son volume, peut demeurer longtemps sans produire aucun symptôme sérieux, ou qu'il ne révèle sa présence que par un peu d'enrouement de la voix, il n'y a ni gêne de la respiration, ni toux, ni douleur. Eh bien , quelle est la moindre affection du larynx qui n'amène pas cette altération de la voix?

L'on comprend, dès lors, toute la difficulté qui était attachée au diagnostic, et, quand bien même aurait-on deviné juste, quel était le siége de l'affection, quel était exactement le point d'insertion du pédicule, tout autant de questions nécessaires à un traitement rationnel et complet.

D'après Ehrmann, le seul signe certain de l'existence d'un polype était l'expuition de quelques parcelles de la tumeur. C'est bien un signe qui peut mettre sur la voie, mais je ne le crois pas absolument certain, il n'est que probable; ainsi, dans le tome V des *Mémoires de la Société royale de chirurgie* de 1774, on trouve une observation du docteur Samber de Salisbury, écrivant en 1727 une lettre à M. Jurin, secrétaire de la Société royale de Londres, concernant un polype de la trachée dont des fragments auraient été rendus par l'expectoration. Etait-ce bien un polype? C'est la question que l'on se pose en voyant le reste de l'observation dans laquelle il est dit que le polype était ramifié quand il fut complètement expectoré.

Quel aurait été le mécompte du chirurgien qui, à la suite de cela, aurait pratiqué la trachéotomie en vue d'extirper le polype?

Ainsi point de moyen de diagnostic certain dans le commencement du mal, par conséquent point de règles de traitement. Bien des procédés différents avaient été préconisés et employés, mais il était difficile d'en préciser les indications et c'est un grand service que rend le laryngoscope en permettant à l'opérateur d'être fixé par avance sur ce qu'il doit faire en présence d'une tumeur.

Cette presque certitude on ne l'a que depuis quelques années, depuis l'invention de Czermak (1858), et c'est ici que commence la deuxième période de notre historique, qui se signale par des observations nombreuses de succès et par une grande richesse de procédés opératoires.

La première observation laryngoscopique d'un polype fut faite le 2 janvier 1859 par Czermak et publiée par lui dans la Gazette hebdomadaire de Vienne, le 8 janvier de la même année, et c'est à M. V. Bruns que revient l'honneur d'avoir inauguré l'extirpation par la bouche avec l'aide du laryngoscope.

A partir de ce moment, toutes les questions se rapportant aux polypes du larynx ont trouvé une solution presque définitive, et pendant les années qui se sont écoulées depuis ce ne sont presque plus que des modifications instrumentales que l'on a à signaler ; aussi pour ne pas entreprendre un travail de pure bibliographie, nous ne ferons que mentionner ici les principaux noms qui se rattachent aux opérations pratiquées, renvoyant pour les détails à l'étude à laquelle nous allons nous livrer dans la seconde partie de ce travail où nous devons nous étendre sur les différentes méthodes, leurs divers procédés, leurs indications et leurs contre-indications.

Aux opérations par les voies naturelles se rattachent les noms de Lewin, Krishaber, Voltolini, Morell-Mackenzie, Bruns, Duncan Gibb, Ozanam, Trélat, Walker, Fauvel, Middeldorpf, Moura-Bourouillou, Mandl, E. Nicolas Duranty.

Aux opérations par les voies artificielles : Debrou, Busch, Kœberlé, Gilewski (de Cracovie), Balassa (de Pesth), Ulrich, Lewin, Krishaber, Follin, Burow (de Kœnigsberg), J. Atlee, Bœckel, Bryant, Gouley (de New-York), Rauchfuss, Giraldès, Fournié.

Comme on peut le voir, deux méthodes sont en présence comme avant l'usage du laryngoscope, pourtant nous démontrerons que grâce à cet instrument on peut avoir très-avantageusement recours à une troisième que nous appellerons méthode mixte. Toutes trois se font remarquer par des succès qui tiennent à la justesse du traitement appliqué d'après un diagnostic exact.

Aussi, en comparant les résultats, peut-on dire que de graves qu'étaient les polypes siégeant dans le larynx, par suite de leur présence ignorée et de l'asphyxie imminente dans laquelle ils plaçaient ceux qui en étaient atteints, ils ne sont plus maintenant qu'une affection de peu de gravité, dont le diagnostic est devenu certain et dont le traitement ne laisse presque plus rien à désirer, puisque ces tumeurs peuvent être enlevées ou détruites dès leur apparition, sans laisser aucune trace de leur présence.

DEUXIÈME PARTIE

Du Traitement.

Laissant de côté la thérapeutique ancienne qui, privée de moyens de diagnostic, agissait tout à fait au hasard, nous poserons comme principe que le seul traitement rationnel, lorsque l'on se trouve en présence d'un polype du larynx, est le traitement local qui, de plus, on peut le dire, est le traitement curatif.

Il y a bien si l'on veut un traitement palliatif, mais lequel? La trachéotomie, opération sanglante, non à l'abri d'accidents, qui, il faut le reconnaître, a rendu de grands services et peut encore en rendre dans le cas où le médecin est appelé trop tard, mais qui n'arrête en rien le développement et la marche de la tumeur qu'il faut tôt ou tard enlever par un moyen quelconque. Heureusement que le laryngoscope en a rendu la nécessité moins fréquente.

La science possède néanmoins quelques observations dans lesquelles elle a sauvé la vie des malades et nous nous réservons de dire quelques mots sur cette opération au point de vue de la question qui nous occupe dans l'article que nous consacrerons au traitement par la méthode mixte.

Le traitement curatif consiste dans la destruction sur place ou l'extirpation du polype, soit par un procédé chimique, soit par un procédé mécanique. Ces deux moyens peuvent être employés, soit par la bouche ou voie naturelle, soit par une voie artificielle que l'on crée par une opération préalable en rapport avec les données fournies par le laryngoscope.

Nous diviserons donc cette deuxième partie en trois chapitres. Dans le premier, il sera question des moyens dont dispose l'art pour traiter les tumeurs du larynx par les voies naturelles à l'aide du laryngoscope ; dans le second, des procédés et moyens par lesquels on arrive par voie artificielle sur un polype reconnu par le laryngoscope ; dans le troisième enfin, de la méthode mixte qui est formée pour ainsi dire des deux précédentes.

CHAPITRE I.

TRAITEMENT AU MOYEN DU LARYNGOSCOPE PAR LES VOIES NATURELLES.

Par cette première méthode on se propose, au moyen d'instruments introduits par la bouche, de détruire le polype, sans léser en rien les téguments externes.

L'enlèvement d'une tumeur du larynx par cette méthode ne présente aucun danger, peu ou pas de douleur, à peine si quelques gouttes de sang sont répandues, et l'opération ne présente généralement pas de difficulté, en ayant soin de prendre les précautions que nous indiquerons bientôt. Quelquefois cependant l'opération n'est pas aussi simple, elle est accompagnée de douleurs, de suffocation et d'une hémorrhagie qui oblige de suspendre l'opération.

Il arrive aussi que l'impossibilité d'agir n'est pas due à la tumeur, mais au malade lui-même, à l'indocilité si c'est un enfant, et encore, M. Lewin dit qu'il a toujours réussi à examiner les enfants au laryngoscope, surtout ceux atteints du croup (1), à l'état nerveux ou spasmodique du pharynx qui ne peut supporter la présence du miroir laryngien.

Cependant l'on peut dire qu'en général tous les obstacles sont vaincus par la persévérance du médecin et du malade.

Quelles sont les indications de cette méthode?

Je ne crains pas de dire qu'à moins de menace d'asphyxie, toutes les tumeurs du larynx peuvent être traitées ainsi, c'est toujours par cette méthode que l'on devra commencer. Nous ne sommes plus à l'époque où l'on était forcé de dire : « Il faudrait des circonstances très-favorables et tout exceptionnelles pour que l'on pût saisir, lier ou extirper le polype par la bouche, il faut donc pratiquer la trachéotomie. » (Nélaton, t. III, 1854.)

La nature du polype, et l'on ne doit pas comprendre sous cette dénomination les tumeurs malignes (sarcome et épithélioma), mais seulement « les productions accidentelles produites par l'hypertrophie circonscrite, isolée, mais non diffuse d'un point quelconque sans cause spécifique (2), » la nature du polype, disons-nous, ne doit que secondairement préoccuper l'opérateur, qu'il ait affaire à un polype fibreux, muqueux, ou à un papillome, il doit essayer de l'enlever par les voies naturelles, et ce n'est que lorsqu'il aura reconnu l'impuissance de la méthode qu'il devra l'abandonner pour user d'une autre, et nous ne sommes pas de l'avis de M. Schwebel qui, dans sa thèse inaugurale, dit que les polypes opérables par les voies naturelles sont peu nombreux, et que pour faire l'opération

(1) Causit, Thèse inaugur., 1867, n° 217, p. 22.

(2) Mandl. Traité pratique des maladies du larynx et du pharynx, p. 736. Paris, 1872.

il faut que le polype soit sus-glottique et que lorsqu'on a un papillome dont le siége est généralement sous-glottique, la laryngotomie thyroïdienne pourra *seule* assurer au malade une guérison durable.

Les nombreuses observations publiées montrent que ni le volume, ni la nature, ni le nombre des polypes, et nous dirons même ni le siége, ne sont un empêchement au succès de l'opération.

Il est évident qu'un petit polype pédiculé sus-glottique, ne causant qu'une légère altération de la voix, sera l'idéal, qu'on me passe l'expression, pour l'extraction par les voies naturelles, mais d'un autre côté ne voit-on pas Bruns enlever avec un plein succès un polype inséré un peu au-dessous de la corde vocale inférieure gauche? Voltolini enlever au moyen du polypotome un polype situé un peu au-dessous de l'attache antérieure des cordes vocales? M. Mandl détruire par deux cautérisations successives, à la distance de quelques jours, un polype sous-glottique et qui avait produit des accès violents d'asphyxie, et enfin dans les deux observations inédites que je rapporte, M. Nicolas Duranty n'a-t-il pas détruit avec succès par les cautérisations deux papillomes dont le siége était au-dessous de l'insertion antérieure des cordes vocales inférieures?

Tous ces faits montrent une fois de plus que le traitement par les vois naturelles est le premier indiqué, il est quelquefois insuffisant, il est vrai, et nous verrons dans quelles circonstances quand nous parlerons des indications du traitement par les voies artificielles, mais grâce aux instruments perfectionnés, grâce surtout à l'habileté des opérateurs, pour lesquels il est familier de manœuvrer dans le larynx, les succès sont nombreux et cette méthode offre de plus cet avantage d'être inoffensive, de ne pas effrayer le malade et d'être acceptée dès qu'on la propose.

Les partisans de la méthode par les voies artificielles objecteront peut-être la récidive que cette dernière éviterait plus sûrement ; mais on pourra leur répondre que les deux méthodes comptent des récidives, et que si l'extirpation peut être plus complète et plus rapide par les voies artificielles, cela n'a pas empêché certains polypes de repulluler, et si l'on se rapporte à la statistique que donne M. Mandl (*loc. cit.*), on trouve que sur 27 cas non malins de Durham, où la thyrotomie fut faite, la tumeur ne pût être excisée dans un cas et ne le fut qu'incomplètement dans deux, la mort survint quatre fois avant qu'il y eût récidive; sur les 20 cas restants, la récidive se montra 3 fois ou 15 pour 100, tandis que sur les 93 extirpations par la bouche, de M. Morell-Mackenzie, elle ne se manifesta que 6 fois, soit 6,5 pour 100. Dans 3 cas seulement l'extirpation fut incomplète.

Suivant les moyens que l'on emploie pour détruire le polype on agit soit mécaniquement, soit chimiquement et comme ces façons d'agir sont différentes nous les traiterons séparément dans deux articles distincts.

Article I. — *Traitement mécanique.* — Lorsque l'on emploie les moyens mécaniques on se propose d'enlever la tumeur par la bouche soit en l'arrachant, soit en l'écrasant, soit encore en sectionnant le pédicule par lequel elle tient aux parois du larynx ; pour cela, bien des instruments ont été imaginés, nous consacrerons quelques lignes aux principaux.

Ce mode de traitement n'est réellement devenu classique que depuis que l'œil dirige la main de l'opérateur dans la cavité laryngienne. Quelques tumeurs, il est vrai, ont été enlevées ainsi avant que le laryngoscope vînt prêter son concours (Koderik, Green), mais ces tumeurs même à l'heure qu'il est seraient enlevées sans l'aide de cet instrument.

C'est, en effet, en présence de faits pareils, que MM. Follin et Verneuil ont proposé d'établir deux groupes de polypes laryngiens, ceux qu'on voit et qu'on peut opérer sans laryngoscope et ceux qu'on ne voit pas et qu'on ne peut opérer sans cet instrument, ce qui n'empêche pas ces derniers d'être très-bien enlevés par la bouche, comme le démontrent les observations. Il est en effet très-rare maintenant que l'on peut porter un diagnostic précis à toutes les époques, que l'on donne à la tumeur le temps de se développer au point de sortir du larynx pour venir faire saillie dans le pharynx.

Les instruments qui servent dans ces cas sont des instruments tranchants, ou des instruments mousses. Les instruments tranchants servent à l'incision ou à l'excision. Ceux avec lesquels on pratique l'incision sont des lames découvertes ou mieux des lames cachées et mises à nu par l'abaissement d'une pédale ou par pression lorsque l'extrémité de l'instrument touche le polype.

L'incision est applicable surtout aux petits polypes sessiles ou à pédicule large offrant une certaine résistance, et souvent l'incision complète n'est pas absolument nécessaire pour les détruire, car ils tombent et se flétrissent lorsque leur pédicule n'est point totalement sectionné. Lorsque l'on a un polype à base large, un instrument qui peut servir à faire selon les conseils de Bruns des incisions préalables, avant d'en venir à l'extirpation ou à l'écrasement est la lancette laryngienne de M. Morell-Mackenzie (1), qui consiste en un petit couteau ou lancette à double tranchant placé dans un tube convenablement courbé pour être introduit dans le larynx.

La pointe de la lancette reste cachée à l'extrémité du tube terminé en bec de canne, tant que l'on ne la pousse pas au dehors en pressant sur un ressort placé sur le manche.

(1) Morell-Mackenzie. Du laryngoscope et de son emploi, etc., trad. E.-Nicolas Duranty; Paris, 1867.

Des tubes courbés sous des angles différents peuvent s'adapter à la tige de l'instrument. Au-dessous de l'angle se trouve une articulation qui permet à l'opérateur d'allonger ou de raccourcir le tube. Cette disposition de l'instrument est appropriée aux inclinaisons diverses que le plan de l'ouverture laryngienne présente avec l'horizon et permet d'opérer avec la lancette soit à la partie supérieure, soit à la partie inférieure du larynx.

L'incision est généralement une opération difficile qui demande une grande habileté et beaucoup de précision.

Pour l'excision, les ciseaux recourbés ont été proposés. M. Mandl dit que leur emploi peut exposer le malade à des accidents sérieux, aussi si l'on se décidait à en faire usage il serait prudent de se servir de ceux qu'emploie M. Morell-Mackenzie, qui sur chaque lame ont des crochets afin de saisir les parties divisées et de prévenir leur chute dans la trachée.

M. Trélat a fait construire un polypotome qui fonctionne comme une paire de ciseaux ; la partie terminale est munie d'un anneau dans le genre d'un tonsillotome et d'une pince de la forme d'une serre-fine qui saisit le polype et le maintient pendant que la lame en fait la section.

M. Mathieu a construit un instrument appelé guillotine qui est une espèce de tonsillotome et qui se compose d'un double dard pour maintenir la tumeur, d'un anneau d'appui et d'un anneau tranchant. Turck a fait modifier ce polypotome en mettant deux anneaux d'appui entre lesquels glisse l'anneau tranchant.

L'excision est applicable dans les mêmes cas que l'incision.

Les instruments mousses sont destinés à pincer, arracher, écraser les tumeurs ; ils sont nombreux, nous citerons : la pince laryngée de Bruns, et le forceps ordinaire ou pinces-forceps ordinaires de M. Morell-Mackenzie, qui sont des pinces minces et courbes de manière à pouvoir être introduites dans le larynx; la surface interne des mors est rugueuse ou taillée en lime, leur forme et leur dimension peuvent varier suivant les besoins, il en est de même de leur disposition, les unes devant s'ouvrir latéralement, les autres d'avant en arrière.

Le tube forceps, qui se compose d'une pince laryngée ordinaire renfermée dans un tube en acier qui fait rapprocher l'un de l'autre les dents du forceps lorsqu'on fait avancer le tube sur l'épaulement des lames. Un grand avantage de cet instrument c'est qu'au moyen d'un anneau qui se trouve à la partie postérieure du manche on peut faire tourner le forceps, ce qui permet aux lames de s'ouvrir d'avant en arrière ou de droite à gauche et ce qui fait que son indication n'est en rien dérangée, que la tumeur siége près de l'insertion antérieure des cordes vocales vers les cartilages aryténoïdes ou bien sur l'un des cotés du larynx et de plus l'on peut joindre ainsi la torsion à l'arrachement.

Pour arracher un polype, dit Bruns, il faut bien voir la partie malade et surveiller ce que l'on fait. Les petits polypes à pédicule mince seront très-bien enlevés avec les pinces, quant aux polypes volumineux et lobulés ils pourront parfaitement être extirpés par fragments.

On se sert encore du grattoir. C'est une tige métallique longue, et courbée comme une sonde laryngée, l'extrémité de la partie recourbée est pourvue d'une gouttière longue et profonde qui se termine par un cul-de-sac.

C'est au moyen de cet instrument que les petites granulations molles, papillomateuses et qui sont trop peu proéminentes pour être saisies avec la pince, sont détruites par l'opération que M. Verneuil appelle le ramonage du larynx.

Le raclage a encore été proposé à l'aide de pinceaux métalliques et par la compression.

Les polypes peuvent être écrasés sur place avant d'être

arrachés, l'instrument dont on se sert est l'écraseur laryngien.

C'est le Dr Walker de Péterboroug, qui pour enlever une tumeur du larynx modifia la double canule de Gooch et donna, au nouvel instrument, le nom d'écraseur. C'est une pince dont les mors agissent perpendiculairement.

On doit à M. Mathieu la construction d'un écraseur en forme de pince, dont on peut changer à volonté l'emplacement des mors.

L'écraseur donnera de bons résultats si la tumeur d'un volume assez petit est située au-dessus de la glotte à la partie antérieure.

Lorsque l'emploi des instruments divers que nous venons de signaler sera impossible, on pourra se servir de ganses ou d'anneaux en fil de fer rigide, dont le bord interne est tranchant; mais s'il est possible d'user d'autres instruments, on mettra les ganses en fil de fer de côté, à cause du danger que présente la chute des parcelles de tumeurs dans la trachée.

On peut encore se servir de serre-nœuds pour arracher par étranglement le polype. Le mécanisme de ces instruments est simple. Leiter fait glisser l'anse entre deux anneaux d'appui, mais comme le dit, avec juste raison, M. Mandl, l'anse libre se déplace et se déforme trop facilement de sorte qu'il est quelquefois impossible de saisir le polype. Ce procédé néanmoins a donné un plein succès à M. Moura-Bourouillou.

Les serre-nœuds trouveront leur emploi de préférence lorsque la tumeur est située sur le bord ou sur la surface supérieure de l'épiglotte, c'est-à-dire en d'autres termes, lorsqu'elle peut être saisie avec le doigt; il faudrait ensuite que la tumeur fût nettement pédiculée et encore que le pédicule fût court et résistant, conditions qui ne se présentent pas très-fréquemment, car il arrive plus souvent que les tumeurs du larynx se rencontrent sous l'aspect d'excroissances verruqueuses plutôt que sous celui de vrais polypes. De plus, lorsque la tumeur est franchement pédiculée, le pédicule perd de sa force lorsque les tumeurs atteignent un certain volume et la tumeur tombe par son propre poids entraînant avec elle le pédicule; il devient de la sorte impossible d'entourer le pédicule avec le fil ou bien l'on ne peut saisir qu'une portion de la tumeur.

Enfin, dit M. Mandl, on pourrait tenter d'arracher avec l'ongle du doigt le polype, s'il est pédiculé, situé dans la portion sus-glottique et si les dimensions relatives de la cavité pharyngo-laryngée du malade et du doigt de l'opérateur sont favorables. C'est surtout chez les enfants que ce mode d'extirpation trouverait une heureuse application.

Voilà les moyens dont on dispose, comment faudra-t-il opérer?

Nous tirons la plupart des détails qui suivent de l'ouvrage que M. Mandl a publié dernièrement.

L'étroitesse de l'espace dans lequel on doit opérer, la motilité permanente des parois, la sensibilité exquise qui détermine si facilement des contractions spasmodiques, la voie anguleuse par laquelle on doit introduire l'instrument, le champ de vision limité à l'étendue du miroir laryngé : toutes ces circonstances exigent un concours heureux de conditions favorables chez le médecin et chez le malade et font du maniement des instruments, destinés à pénétrer dans la cavité du larynx, une des opérations les plus difficiles.

Le traitement local du larynx exige l'emploi du laryngoscope dont l'usage doit être familier au médecin, il doit se rappeler que les images sont renversées, et il ne faut pas suivre le conseil de quelques observateurs qui disent d'opérer mentalement et de faire abstraction de l'image visuelle, après avoir, pour ainsi dire, appris par cœur la disposition anatomique. Rien ne doit être donné au hasard dans ces opérations délicates; le médecin doit procéder avec assurance ; c'est bien le moins qu'il ne se prive pas de la vue, le seul sens dont il dispose librement, et qu'il ne se fie pas à ses souvenirs.

Mais il existe une raison plus grave encore qui force le médecin à avoir l'image laryngoscopique sous les yeux : c'est que les mouvements intrinsèques déplacent continuellement les rapports mutuels et que l'opération faite de souvenir atteindrait des points non intéressés.

C'est avec une patience à toute épreuve, avec une indulgence qui encourage le malade; c'est après s'être rendu compte de la situation exacte du point malade, et connaissant parfaitement l'instrument dont il fera usage, que le médecin procède à l'opération, après avoir vérifié la solidité des rapports des diverses pièces de l'instrument.

L'opérateur place et tient le miroir laryngé avec la main gauche et manœuvre dans le plan médian avec la droite munie de l'instrument légèrement chauffé; il s'appliquera à ne toucher ni la langue, ni le pharynx pour éviter tout mouvement réflexe sous forme de nausée et qui rendrait impossible l'achèvement de la manipulation. Si l'épiglotte ne doit pas être touchée, on la dépasse et l'on dirige le bout laryngien sur le point malade, en soulevant le manche s'il s'agit de l'angle antérieur, en le déprimant lorsqu'on veut atteindre les aryténoïdes ou l'espace intercartilagineux, etc., et l'on manœuvre suivant le genre d'instrument dont on a fait choix. Dès que l'opération est faite, on retire l'instrument avec précaution.

Le malade doit non-seulement consentir à l'opération, mais aussi s'y prêter de toute sa bonne volonté. Son attitude sera pareille à celle qu'exige l'examen laryngoscopique; sa tête sera immobilisée autant que possible, toute constriction du pharynx doit être évitée; la langue, projetée au dehors de la bouche, entourée d'un linge fin, sera maintenue par un aide.

Je ne parle pas du mode d'éclairage, l'opérateur se servira du meilleur moyen qu'il aura à sa disposition.

Il est assez rare de rencontrer des malades dont le pharynx supporte inopinément la présence du miroir laryngé, aussi lorsque l'on a reconnu l'existence d'une tumeur et que l'opération est décidée, à moins d'indications pressantes, on doit soumettre le malade à un traitement préparatoire, afin d'habituer son organe à la présence d'un instrument et aux manipulations laryngoscopiques ; pour cela, pendant un temps proportionné au degré de tolérance du malade, on simulera une opération semblable à celle que l'on se propose de faire ; généralement ainsi on peut opérer au bout de peu de temps sans être dérangé par les mouvements réflexes, et de plus le médecin, si je puis m'exprimer ainsi, acquiert l'habitude du larynx sur lequel il doit pratiquer une opération toujours délicate, et cette habitude du malade et du médecin ne donne que plus de certitude et de précision à l'opération.

Cependant quelquefois les circonstances peuvent ne pas donner le temps d'habituer le malade, dont le larynx est d'une sensibilité extrême. Il est bien entendu que l'on ne doit pas penser à l'anesthésie générale qui n'est pas applicable ici, mais on peut avoir recours à l'anesthésie locale et aux divers moyens locaux suivants, qui complètent l'éducation du malade.

Le badigeonnage à l'aide d'une éponge ou la pulvérisation de solutions de tannin, d'iode, d'alun, d'un mélange d'acide acétique et d'alcool, d'opium, de morphine, etc.

L'application locale de la glace ou de mélanges réfrigérants, quelques instants avant l'introduction du laryngoscope.

L'usage interne du bromure de potassium ou d'ammonium.

L'application locale de chloroforme ou d'éther.

Türck a produit l'anesthésie des cordes vocales en les

badigeonnant quatre ou cinq fois de suite, mais en laissant quelques minutes d'intervalle entre chaque application, avec la solution suivante :

Acétate de morphine...	0,15
Alcool concentré.....	2
Chloroforme........	15

L'anesthésie ne survient qu'une ou deux heures plus tard. Türck a fait plus tard, d'abord, le badigeonnage avec le chloroforme, et, deux heures après, deux applications de morphine, séparées par un intervalle de cinq minutes, l'anesthésie a été très-intense.

M. Mandl prétend que le chloroforme et l'éther doivent être repoussés à cause de l'irritation qu'ils provoquent dans la cavité buccale. Quant aux autres moyens, il les dit inefficaces ou peu utiles. Cependant M. Isambert, dans ses dernières leçons, a dit que l'usage du bromure de potassium lui rendait service, moyen très-rationnel lorsque l'on considère l'action physiologique de cette substance : « Absorbée, elle agit sur les nerfs de la sensibilité, produit l'anesthésie de certaines muqueuses, du pharynx, ainsi que l'ont démontré les observations de MM. Puche, Rames et Huette, anesthésie qui a été utilisée par M. Gosselin pour pratiquer l'opération de la staphyloraphie » (1).

M. Mandl se loue des solutions iodées.

L'opérateur peut encore rencontrer un obstacle, je veux parler de l'inclinaison de l'épiglotte qui, par cela même, peut intercepter la lumière. A cela, il n'y a que des moyens mécaniques à opposer, car les procédés particuliers d'inspection, qui ont été conseillés en pareille circonstance, ne sont bons que pour porter promptement un diagnostic, et c'est autre chose lorsqu'il faut opérer : ainsi, placer le malade très-bas par rapport à l'observateur, la tête renversée

(1) Trousseau et Pidoux. Traité de thérapeutique, tome II, p. 992.

et plonger le miroir en arrière autant que possible ; prendre les dispositions nécessaires pour la trachéoscopie, l'inspection se fait alors à vol d'oiseau tout à fait. Türck conseille le déplacement antéro-postérieur ou latéral du larynx par une pression exercée sur la pomme d'Adam ou sur l'os hyoïde ; on conseille aussi de faire simuler par le malade les mouvements qui accompagnent le rire, le bâillement, la toux ou la vomiturition ; mais, je le répète, ces moyens ne sont bons que pour une inspection rapide et il vaut mieux tenter directement le redressement de l'épiglotte à l'aide d'instruments particuliers.

Les diverses pinces proposées par Bruns, Fournié, Mackenzie pour l'examen laryngoscopique, qui même alors sont difficilement supportées par la face postérieure de l'épiglotte, qui est très-sensible, ne pourraient pas être d'une grande utilité dans le cas présent. Voltolini se sert d'une petite sonde élastique dont le bout est relevé, afin de ne pas toucher la face postérieure de l'épiglotte, qu'elle déprime par son abaissement. Il dit que le contact de cette sonde en gomme élastique est mieux supporté que celui du métal et qu'elle maintient le bord de l'épiglotte pendant un temps suffisant à l'examen et à l'introduction des instruments dans le larynx. Un moyen qui rendra toute la liberté possible des mouvements par son peu de volume est celui que Türck a employé ; il a tiré l'épiglotte en avant, après l'avoir traversée avec une aiguille munie d'un fil ; l'auteur affirme que ce procédé n'est point douloureux. Il est cependant évident que si l'on répétait souvent cette opération on déterminerait une tuméfaction de l'épiglotte.

Après avoir passé en revue les divers procédés, nous devons examiner quels sont leurs résultats ; pour cela les observations seules nous donneront les notions nécessaires.

Nous ne donnons complètement qu'un seul fait que nous croyons devoir relater ici, car il est de date récente. Cette observation, due à M. Krishaber, a été rapportée à la Société de chirurgie, dans la séance du 17 avril 1872, par M. Guyon; nous l'extrayons de la *Gazette des hôpitaux* du 27 avril 1872.

OBSERVATION.

Mme X... (de Genève), âgée de 53 ans, s'est présentée à la consultation de M. le Dr Odier (même ville) le 11 novembre 1871.

Une dyspnée continue avec recrudescences intermittentes, et l'altération profonde de la voix étant les principaux symptômes que présentait la malade, M. Odier l'examina au laryngoscope et constata dans le larynx la présence d'un polype. Je fus averti le même jour par mon honorable collègue et mandé auprès de la malade, que je vis le surlendemain. J'ai constaté un polype de forme irrégulière, obstruant incomplètement environ les deux tiers de la glotte et parfaitement mobile, quoique inséré par une base large qui s'étendait sur tout le tiers antérieur de la corde vocale inférieure gauche. La mobilité de la tumeur expliquait l'intermittence des accidents respiratoires violents, et son volume, la permanence des symptômes continus. La corde vocale droite était saine, de couleur normale. Il en était de même de la partie non envahie de la corde vocale gauche; mais la muqueuse des aryténoïdes était rouge et boursouflée; l'épiglotte, très-injectée, offrait, à son bord libre, à gauche, une forte saillie, qui n'était probablement autre qu'une glande très-hypertrophiée, et autour de cette saillie d'autres analogues, mais d'un volume moindre.

Mme X... nous dit qu'elle toussait depuis l'âge de 25 ans, mais que sa voix n'était sérieusement altérée que depuis deux ans. Il y a environ vingt mois que survinrent les difficultés respiratoires. La malade ne crachait jamais, même pendant les plus forts accès de toux; tout au plus rendait-elle quelques mucosités claires et de la salive. Tout à fait au repos et au silence, la respiration était beaucoup moins gênée; mais lorsque la malade exécutait des mouvements brusques, et surtout lorsqu'elle voulait parler, fût-ce même à voix basse, elle était presque toujours prise d'oppression et même de suffocation. Cet état s'était notablement accru les deux derniers mois. La malade elle-même se rendait très-exactement compte de la cause de ces accidents, et je ne crois pas inutile de rappeler à ce sujet ses propres paroles : « Lorsque je veux parler, dit-elle, je sens très-souvent quelque chose de gros comme ceci (elle montra la phalangette de l'index) se déplacer dans mon cou et intercepter ma respiration. »

Les efforts respiratoires ont provoqué une douleur fixe et très-vive, souvent au niveau de la clavicule, de l'épaule et de l'hypochondre gauches. Les nuits sont particulièrement tourmentées d'accès de toux et de suffocation; de là agitations et insomnies. La malade est obligée, pour trouver quelque calme, de dormir assise dans son lit; dès qu'elle prend la position horizontale, les accès reviennent. L'embonpoint de la malade et son aspect général pouvant faire admettre quelque complication, nous l'auscultâmes attentivement; aucun signe morbide ni au cœur, ni aux poumons.

Le jour même de mon premier examen, je fis des tentatives d'extraction du polype, d'abord avec une pince laryngée dont les mors s'ouvraient latéralement comme ceux d'une pince ordinaire, et ensuite avec une pince s'ouvrant d'arrière en avant, un des mors, le postérieur, étant fixe. Ces tentatives restaient infructueuses le premier jour, mais elles eurent pour effet de rendre la malade plus tolérante au contact des instruments. Le lendemain, je procédais de la même façon, en ne me servant que de la pince à jeu antéro-postérieur. Ce n'est qu'au bout d'une heure (il y eut plusieurs pauses) et après maints essais répétés que je parvins à vaincre la difficulté et à saisir la tumeur exactement à son point d'insertion. En fermant alors la pince, je sentis distinctement une assez forte résistance vaincue. Lorsque je retirais l'instrument au milieu d'un formidable accès de toux et de strangulation, je ne trouvais sur les mors que des débris de la tumeur. La malade cependant, lorsqu'elle revint au calme, accusa immédiatement un soulagement immense ; la respiration était devenue libre et la voix revint instantanément. L'examen laryngoscopique, fait quelques instants après, me permit de constater la disparition absolue de la tumeur, dont un vestige sanglant indiquait le point où l'écrasement avait porté; la glotte était entièrement libre. Nous trouvâmes quelques débris de la tumeur dans les crachats et dans le sang qui avait été rejetés assez abondamment ; d'autres débris étaient sur les mors de la pince. L'examen microscopique nous montra une structure fibro-glandulaire du tissu conjonctif dense, à fibres réunies en faisceaux compactes ; quelques fibres du tissu élastique, cellules fusiformes très-serrées; de très-petits vaisseaux, un nombre assez considérable de glandules hypertrophiées et quelques cellules à cils vibratiles.

Mme X..., gardée en observation pendant plusieurs jours, était complètement et pour ainsi dire instantanément guérie. Elle respirait tout à fait normalement; sa toux disparut complètement, son sommeil devint tranquille, et la voix, sonore et vibrante, garde à peine une légère altération dans quelques notes aiguës.

L'examen laryngoscopique, fait pour la dernière fois trois jours après l'opération, permet de reconnaître une trace presque imperceptible près de l'angle antérieur de la corde vocale gauche, qui n'est autre que le point où la tumeur était insérée.

Ce vestige explique le défaut de sonorité des notes les plus aiguës, ce qui n'aurait quelque importance que si la malade chantait, sa voix étant devenue pour le langage ordinaire tout à fait normale.

Quant aux quelques glandes hypertrophiées de l'épiglotte, j'ai cru opportun de ne point m'en occuper, attendu que la malade n'accuse depuis l'opération, ni gène, ni trouble d'aucun genre.

Après avoir transcrit cette observation dans tous ses détails, nous allons présenter dans le tableau qui suit le résumé des vingt-deux faits que nous avons rassemblés :

1. Lewin, 1862, Causit, Thèse, obs. II. — Jeune fille de 15 ans. Polype entre les deux cordes vocales datant de la naissance. Extirpation et cautérisations consécutives. Disparition complète de tous les symptômes.
2. Green. Causit, obs. XXIII. — Jeune fille de 10 ans. Polype fixé au ventricule gauche ou à la corde vocale gauche. Extirpé par le bistouri. Guérison.
3. Morell-Mackenzie, p. 126. — Jeune fille de 6 ans. Tumeurs verruqueuses sur les cordes vocales. Enlevées avec le tube-forceps. Voix légèrement enrouée.
4. Bruns. Causit, obs. XXXII. — Jeune garçon de 10 ans. Polype muriforme du ventricule gauche. Enlevé avec le constricteur à anse. Guérison presque complète.
5. Morell-Mackenzie, p. 128. — Jeune garçon de 12 ans. Tumeur sur la corde vocale droite. Enlevée avec le tube-forceps. Guérison.
6. J. Walker. Causit, obs. XLIII. — Jeune garçon de 14 ans. Polype immédiatement au-dessus de l'insertion antérieure de la corde vocale droite. Enlevé au moyen de l'écraseur et des cautérisations consécutives. Amélioration.
7. Morell-Mackenzie, p. 113. — Homme de 44 ans. Cinq excroissances larges et spongieuses : une sur la face inférieure de l'épiglotte ; une sur la bande ventriculaire droite ; la troisième sur la bande ventriculaire gauche ; la quatrième sur la corde vocale gauche ; la cinquième sur la corde vocale droite et sur la muqueuse qui est au-dessous. Les quatre supérieures enlevées avec le forceps ; la cinquième excessivement réduite par les escharotiques. Grande amélioration.
8. Id., p. 115. — Dame de 35 ans. Excroissances verruqueuses sur les deux cordes vocales. Cautérisations et emploi du forceps. Guérison.
9. Id., p. 117. — Homme de 45 ans. Excroissance de la grosseur d'un pois sur la corde vocale gauche. Extirpée par le forceps. Guérison.

10. Id., p. 120. — Homme de 40 ans. Tumeur large, mince, aplatie, s'étendant de chaque corde vocale vers le centre de la glotte. Extirpée avec le forceps. Guérison.
11. Id., p. 122. — Homme de 41 ans. Polype fixé immédiatement au-dessus de l'attache antérieure des cordes vocales. Extirpé avec le forceps. Guérison.
12. Id., p. 124. — Demoiselle de 30 ans. Tumeurs sur les deux cordes vocales. Extirpées avec le forceps. Guérison.
13. Id., p. 125. — Enfant de 4 ans. Tumeur fixée sur la corde vocale droite. Enlevée avec le tube-forceps. Guérison.
14. Id., p. 129. — Dame de 31 ans. Large tumeur de la grosseur d'un œuf de passereau, fixée sur toute la longueur de la corde vocale gauche, faisant saillie dans la cavité du larynx. Enlevée avec le tube-forceps et le forceps ordinaire. Guérison.
15. Gib, Gaz. hebd., 1863. — Homme de 37 ans. Deux tumeurs pédiculées, presque de la grosseur d'un pois, attachées à la partie antérieure des cordes vocales. Enlevées avec l'écraseur laryngien. Guérison.
16. Trélat, Acad. de méd., 1863. — Dame de 44 ans. Tumeur arrondie, de la grosseur d'une petite aveline, implantée à la face interne du repli ary-épiglottique gauche. Enlevée avec le serre-nœud droit. Guérison.
17. Ozanam, Acad. des sciences, 1863. — Dame de 39 ans. Deux polypes du larynx. Enlevés avec le polypotome en guillotine de Mathieu. Guérison.
18. Bruns. Gaz. hebd., Verneuil, 1863. — Homme de 48 ans. Polype piriforme inséré un peu au-dessous de la corde vocale gauche. Détruit par la pince courbe à mors tranchants. Guérison.
19. Id. — Homme de 37 ans. Polype au bord libre de la corde vocale, de 4 à 5 millimètres, faisant saillie vers la ligne médiane entre les lèvres de la glotte. Extirpé au moyen d'une petite lame aiguë à deux tranchants. Guérison.
20. Moura-Bourouillou, Acad. de méd., 1863. — Homme de 41 ans. Polype comme un grain de groseille sur le bord libre de la corde vocale droite. Extirpé avec un serre-nœud recourbé. Guérison.
21. Fauvel, Gaz. hebd., 1863. — Homme de 45 ans. Polypes multiples entre les cordes vocales insérés dans l'angle antérieur de la glotte. Extirpés au moyen d'une pince à anneaux recourbée; cathétérisme, cautérisations consécutives. Grande amélioration.
22. Krishaber, Gaz. des hôpitaux, 1872. — Polype de forme irrégulière, obtruant complétement environ les deux tiers de la glotte et parfaitement mobile, inséré par une base large sur tout le tiers antérieur de la corde vocale gauche. Extirpé au moyen d'une pince à jeu antéropostérieur. Guérison.

Article II. *Traitement chimique.* — C'est le traitement qui a pour but de détruire les tumeurs sur place en mortifiant leurs éléments au moyen d'agents chimiques introduits par la bouche.

Tous les polypes peuvent aussi être détruits par ce moyen, mais certaines tumeurs seront mieux traitées par tel ou tel procédé, c'est ce que nous indiquerons au fur et à mesure.

Le maniement des instruments au point de vue des généralités est exactement le même que précédemment, aussi renverrons-nous à ce que nous avons déjà dit là-dessus.

Dans le traitement chimique deux moyens sont en présence : les caustiques, la galvano-caustique.

Quels sont les cas où le polype n'étant pas opérable par l'incision, l'excision, l'arrachement, l'écrasement, etc., il vaut mieux avoir recours au procédé chimique ?

Nous allons parler d'abord des caustiques, nous traiterons ensuite de la galvano-caustique.

Les caustiques sont employés avec avantage pour de petits fibromes sessiles, ou bien pour les papillomes qui ne sont généralement pas très-développés et qui n'offrent pas de prise aux instruments, les escharotiques seront aussi très-utiles, comme le dit M. Morell-Mackenzie, lorsque la plus grande partie de la membrane muqueuse du larynx est couverte de végétations, comme il arrive quelquefois, il est inutile de tenter de les enlever par la bouche ou d'ouvrir pour cela le larynx.

On doit de plus ajouter que les cautérisations sont toujours le complément des autres procédés ; car, d'un côté, il est assez rare que l'on enlève complètement une tumeur avec un instrument, et d'un autre, en cautérisant le point d'insertion, on met le malade un peu plus à l'abri d'une récidive.

Parmi les caustiques que l'on emploie, les uns sont solides, les autres liquides.

Les substances solides employées sont le nitrate d'argent fondu que l'on emploie généralement sous forme de crayons ou coulé dans de petites cuvettes, ou bien comme enduit de lames métalliques; ce caustique est généralement celui que l'on préfère, car il ne s'altère pas à l'air, il se laisse facilement fixer aux instruments, et d'une manière sûre il donne une eschare solide et a une action limitée. Quand on a besoin d'une cautérisation profonde, il ne faut pas l'employer, car il agit superficiellement. Quelquefois l'on ajoute au nitrate d'argent de la potasse ou du nitrate de potasse; on se sert aussi des cristaux de sulfate de cuivre, il n'a qu'une action superficielle ; on a employé aussi la potasse caustique, l'acide chromique, la pâte de Vienne en cylindre (caustique Filhos); mais toutes ces substances sont très-déliquescentes, de sorte que si on n'a pas une grande habitude d'introduire les instruments dans le larynx, l'application topique n'est jamais régulière et bien limitée.

Les instruments qui servent à appliquer ces substances sont appelés porte-caustiques. Les porte-caustiques laryngiens se composent d'un manche, d'une tige et d'une pièce qui est le véritable porte-caustique et qui prend diverses formes suivant celles du caustique.

Il y a deux sortes de porte-caustiques, les simples et les cachés, les simples sont ceux où le caustique est à nu, à découvert, soit à l'extrémité, soit dans une cuvette selon les besoins. Ces porte-caustiques exposent à une cautérisation accidentelle au moindre mouvement du malade, aussi les cachés sont-ils préférés.

Les cachés se distinguent des précédents en ce que la tige métallique qui porte le caustique forme mandrin à l'intérieur d'une gaîne plus ou moins flexible, et en ce que son extrémité peut dépasser cette gaîne pour mettre le caustique à découvert à l'aide d'un mécanisme particulier qui est soit un curseur à frottement, soit une pédale à bascule; pour la description de tous ces instruments très-ingénieux dont le fond est toujours le même, nous renvoyons aux traités spéciaux de laryngoscopie.

Les médicaments liquides que l'on emploie sont les solutions concentrées des substances caustiques, astringentes et même altérantes.

M. Mandl emploie les solutions suivantes : — (Nitrate d'argent cristallisé 1 gr., eau distillée, 1 à 2.) — (Acide chromique 1, eau distillée, 3). — (Bichromate de potasse 1 gr., eau 10.) — (Solution de perchlorure de fer à 30°.) — (Acide phénique cristallisé 1, glycérine 1 à 2.) — (Iode 1 à 5, iodure de potassium 5, glycérine 10.) — (Acide chlorhydrique fumant.) — (Ammoniaque.)

M. Morell-Mackenzie a trouvé que les plus efficaces étaient les solutions de nitrate d'argent de 3,60 à 7,20 sur 30, — de perchlorure de fer de 7,20 sur 30, — de sulfate de cuivre de 0,60 sur 30, — de sulfate de zinc de 0,30 sur 30, — d'alun de 1,80 sur 30, — d'acide carbolique de 1,80 à 5,40 sur 30, — et d'iode. Le perchlorure de fer est la solution dont il se sert le plus souvent, et il dit que la glycérine est un dissolvant utile pour la plupart de ces agents, car sa densité est plus convenable que celle de l'eau pour permettre un contact prolongé des remèdes sur la membrane malade.

M. Krishaber dit que l'acide acétique (parties égales d'eau et d'acide cristallisé) lui a donné à plusieurs reprises de très-bons résultats, il conseille aussi l'acide nitrique étendu d'eau.

Les instruments qui servent à l'application des remèdes liquides dans le larynx sont une éponge ou un pinceau laryngien. Je ne parle pas de l'insufflation, de l'injection, de la pulvérisation, ni du compte-gouttes qui ne peuvent servir ici à moins que l'on ait affaire à des bourgeons charnus seulement, et qui ensuite ne permettent pas une localisation précise et sûre, et qui ne donnent pas la faculté de limiter exactement la quantité de liquide et d'en restreindre l'application à certains points; c'est à ce point de vue que nous croyons devoir conseiller l'éponge et le pinceau, à moins qu'il ne faille agir sur une grande étendue de la face supérieure des cordes vocales. M. Bruns emploie alors l'injection laryngée. Une objection que fait M. Causit à ce moyen, c'est que ce mode d'application produit plus facilement un état spasmodique que les pinceaux.

Le porte-éponge le plus simple est une tige recourbée en baleine (Trousseau et Belloc), une petite éponge est fixée au bout antérieur légèrement aplati et percé de trous pour le passage du fil destiné à la fixer ; on peut donner à la tige la courbure voulue en la chauffant légèrement sur une flamme de bougie. On peut aussi avoir comme porte-éponge un fil en aluminium dont l'extrémité antérieure a une courbure convenable, la condition essentielle dans ces instruments c'est que l'éponge soit solidement fixée pour ne pas se détacher et tomber dans la trachée au moment de l'opération. Aussi les pinces que M. Mandl a fait construire par Mathieu n'offrent-elles pas cet inconvénient, puisqu'il faut les dévisser pour les ouvrir.

L'éponge doit être ferme, serrée et fine, on lui donne une forme arrondie ou allongée; lorsqu'elle est imbibée de la solution elle doit avoir un demi-centimètre à 1 centimètre de diamètre selon le calibre du larynx ; elle peut être remplacée par des pinceaux pointus ou plats et c'est sur la même tige que peut être adapté le pinceau, qui est en poils de chameau ou d'écureuil, coupés carrément à leur extrémité.

L'éponge contient plus de liquide que le pinceau, mais celui-ci permet de mieux limiter l'action.

De même que pour les porte-caustiques, on a construit des porte-pinceaux cachés, mais ils sont peu employés, car la compression doit chasser la majeure partie du liquide.

Avant l'application l'éponge ou le pinceau est trempé dans le liquide médicamenteux, puis suffisamment secoué ou comprimé pour que pendant l'introduction il ne tombe pas de gouttes sur les vêtements ou sur la langue, ou même dans la trachée, ce qui pourrait donner lieu à des accidents.

A côté des caustiques se place l'opération galvano-caustique de Middeldorpf, qui consiste à attaquer la tumeur avec un fil de platine porté au rouge par le passage d'un courant électrique.

Ce procédé est applicable à toutes les tumeurs, pourtant il est principalement indiqué quand « la tumeur est ferme et résistante, que son pédicule est lâche et mince et qu'elle surmonte le larynx, c'est-à-dire quand elle est extra-laryngée, ou bien quand dès l'origine, elle est implantée au bord supérieur du larynx ou derrière l'épiglotte et qu'elle est laryngo-pharyngée. » (1).

On se servira avantageusement de ce moyen toutes les fois qu'il faudra détruire des polypes que l'on ne peut enlever ni par une action mécanique, ni par les caustiques trop faibles ou insuffisants; et une chose qui doit être prise en considération lorsque l'on se trouve en présence d'un polype volumineux, c'est que son action est plus profonde que celle d'aucun caustique.

M. Bruns dit que la condition indispensable à son emploi est que l'application du fil de platine à l'endroit malade puisse être exactement vue et surveillée par le médecin.

Il y a deux sortes d'instruments : les galvano-cautères et le galvano-sécateur; cette différence vient de la disposition de l'extrémité antérieure.

Dans le galvano-cautère les fils conducteurs sont pleins et à leur extrémité antérieure ils portent fixé un fil de

(1) Causit, p. 59.

platine large de 1 à 2 millimètres, dont la forme varie suivant les besoins entre celle d'un éperon, d'un couteau aplati, d'une pince ou d'une spatule.

Dans le galvano-sécateur, les tubes conducteurs sont creux et donnent passage à un fil de métal qui forme anse, laquelle est destinée à embrasser la tumeur pour la sectionner en la cautérisant. .

On se servira de l'un ou de l'autre suivant le but que l'on se proposera. Voudra-t-on détruire une petite tumeur dont le volume ne sera pas assez grand pour que l'on puisse l'embrasser dans une anse métallique, le galvano-cautère agira très-bien. Si c'est une tumeur plus volumineuse, pédiculée, qu'il faut enlever, le galvano-sécateur remplira les indications en réséquant la tumeur.

L'instrument se manie d'après les mêmes règles que celles de tous les instruments pharyngo-laryngés, et une fois placé l'on fait passer le courant qui porte le fil de platine à l'incandescence rouge et même blanche.

Généralement cette opération ne produit qu'une douleur insignifiante, ce qui n'empêche pas pourtant quelquefois les douleurs de se manifester d'une manière assez vive après l'opération, mais elles sont de courte durée. Il n'y a pas d'hémorrhagie, résultat à considérer pour user de ce moyen lorsque sur un sujet anémique ou à tendance hémorrhagique on devra enlever une tumeur à large pédicule.

Une chose remarquable aussi, c'est que l'action électrolytique n'est pas limitée au point touché, il se déclare consécutivement une résorption très-active dans les tissus pathologiques, qui s'étend au loin et d'autant plus, que le galvano-cautère a pénétré plus profondément, ce qui est d'un grand secours dans les polypes fibreux que l'on ne peut extirper.

M. Daujoy qui, dans les *Archives de médecine* de 1872 a donné une analyse de la dernière édition de Voltolini sur la galvano-caustique, dit que comme les autres procédés celui-là appliqué aux polypes du larynx, compte à côté de succès et de résultats brillants de simples améliorations. C'est ainsi que certains polypes sont enlevés radicalement en une ou deux séances, tandis qu'il y en a d'autres contre lesquels il faut lutter un an, deux ans et qui comme on le voit, demandent une grande constance de la part du malade et du médecin.

L'emploi des instruments galvano-caustiques exige une grande sûreté de main et une promptitude d'exécution qui exclut tout tâtonnement, toute hésitation.

On doit choisir des instruments disposés de manière à ce que le fil de platine soit chauffé au rouge, au plus tard au bout de deux secondes après la fermeture du courant; l'on comprend parfaitement que la présence d'un instrument dans le larynx n'est tolérée que très-peu de temps.

Je n'ai pas parlé de l'attitude du malade dans la médication chimique, il est clair qu'elle est la même que pour toutes les opérations qui se pratiquent dans la cavité laryngienne à l'aide du laryngoscope, qui doit toujours guider la main de l'opérateur s'il veut agir avec précision.

Avant de résumer dans un tableau les neuf cas que nous possédons, nous allons donner en entier trois observations. Les deux premières, inédites, dont nous devons les détails à l'obligeance de M. le Dr E. Nicolas Duranty, se rapportent à des tumeurs sous-glottiques, détruites avec succès par les caustiques; la troisième appartient à M. Mandl; nous croyons opportun de la transcrire ici, car elle est pleine d'intérêt, elle montre une heureuse application de la galvano-caustique à une tumeur sous-glottique.

Observation I.

Elisa E..., âgée de 17 ans, se présenta chez M. Nicolas le 13 juillet 1872. Cette jeune fille qui se porte très-bien d'ailleurs, sans éprouver aucune gêne de la respiration, tousse et a la voix rauque et voilée depuis le mois de décembre de l'année 1871, elle a suivi en vain plusieurs traitements contre sa toux, lorsque dans les premiers jours du mois de juillet 1872, elle fut prise d'un petit crachement de sang qui la détermina à venir consulter M. Nicolas.

L'état général était très-bon, la poitrine examinée avec soin ne donna que des résultats négatifs, on en vint alors à l'examen du larynx et voici ce qui existait : au-dessous de l'insertion antérieure des cordes vocales, on distinguait une tumeur, rouge sale, à surface irrégulière, légèrement dentelée sur le bord qui se dirige vers le centre du larynx. Cette tumeur insérée au-dessous des cordes vocales tend à gagner la partie supérieure et empêche leur rapprochement; lorsque l'on engage la malade à prononcer la voyelle E les cordes vocales se rapprochent mais elles sont tenues à distance par la tumeur. En faisant respirer fortement la malade, on constate que la tumeur est sessile et qu'elle est de la grosseur d'une petite noisette.

Dans la première séance, une tentative fut faite pour enlever la tumeur ou une partie, avec les pinces forceps ordinaires, mais la tumeur qui était dure et assez résistante ne se laissa que légèrement entamer, aussi en présence de cela on en vint aux cautérisations avec l'acide chromique. Les applications furent d'abord faites par parties égales d'acide et d'eau, et l'on arriva à la solution concentrée pure.

Après chaque cautérisation on constatait que la tumeur prenait une teinte jaune prononcée et que les autres parties du larynx n'étaient point touchées, car elles auraient pris cette teinte-là. Les applications étaient faites au moyen d'une tige en argent courbée à angle droit à l'extrémité de laquelle était fixée une petite éponge.

La disparition complète de la tumeur et des symptômes, demanda une quinzaine de cautérisations.

Les cautérisations furent employées de préférence à l'enlèvement au moyen du forceps ordinaire, pour les raisons suivantes : 1° la tumeur était sessile ; 2° elle était résistante : 3° elle était située très-bas, tout à fait dans l'angle rentrant du cartilage thyroïde ; 4° elle avait une large base qui aurait toujours nécessité l'emploi des caustiques, car l'enlèvement par les pinces aurait été forcément incomplet.

L'acide chromique n'a présenté aucun inconvénient. Employé au début à dose assez faible pour tâter la sensibilité de la malade, il a pu être appliqué en solution concentrée en présence du peu de sensibilité du larynx de la malade et du sangfroid avec lequel elle supportait l'opération.

L'éponge avant d'être introduite dans le larynx était toujours assez fortement exprimée pour qu'appliquée sur la tumeur, on n'ait pas à redouter qu'une petite partie du liquide ne tombât dans la tranchée.

Observation II.

Anna E.., âgée de 27 ans, vint consulter le 27 juin 1872, M. Nicolas pour une toux quinteuse incessante, et pour une difficulté notable dans l'émission des sons et de la parole qui était accompagnée d'une douleur vive dans le larynx. Depuis plusieurs mois déjà elle était ainsi.

Cette dame de taille moyenne est maigre, d'apparence délicate et s'est cependant bien portée jusque dans ces derniers temps ; elle est mère de deux enfants.

L'examen de la poitrine révèle un peu d'obscurité à droite en arrière, en avant de l'expiration prolongée et de la rudesse dans l'expiration ; à gauche l'état paraît sain.

A cause des symptômes laryngés, le larynx est examiné et l'on observe ce qui suit : l'épiglotte est très-inclinée sur le larynx ; en faisant respirer fortement la malade et en lui faisant prononcer la voyelle E, on constate que la corde vocale gauche est gonflée, rouge dans toute son étendue, et que vers la partie moyenne et près de son insertion antérieure, la rougeur est presque ecchymotique. En faisant respirer encore plus fortement, on aperçoit une petite tumeur de la grosseur d'un petit pois ayant son point d'insertion au-dessous des cordes vocales, immédiatement au-dessous de leur insertion antérieure.

Cette tumeur était bien petite pour tenter de l'enlever avec des pinces, d'autre part les manœuvres pour l'extraire auraient forcément augmenté l'état inflammatoire de la corde vocale gauche.

Ces considérations firent choisir l'emploi des caustiques pour détruire cette tumeur et parmi ceux-ci le nitrate d'argent parut le préférable, car il permettait tout en détruisant la tumeur, de modifier l'état pathologique de la corde vocale gauche. La production anormale fut touchée avec une solution concentrée de nitrate d'argent et en même temps on fit une application sur la corde malade. Au bout de quelques cautérisations, la tumeur avait disparu complètement et l'état de la corde vocale gauche s'était profondément amélioré ainsi que la voix. Ici l'altération de la voix ne tenait plus à l'existence du polype, puisqu'il était détruit, mais à l'altération de la corde vocale.

L'état de la poitrine fut combattu par les moyens ordinaires et de temps en temps une légère cautérisation était faite sur la corde vocale. Le larynx de cette malade redevint tout à fait normal, la poitrine seule resta douteuse.

Observation III.

M. Mandl, Bull. de l'Acad. des sciences, décembre 1869. Tumeur laryngée sous-glottique, détruite par le galvano-caustique.

Au mois de septembre dernier, je fus consulté par un malade âgé de 43 ans, complètement aphone et dyspnéique au plus haut degré, d'une bonne santé, tout exercice cependant était fort pénible, le sommeil agité et interrompu. L'examen laryngoscopique m'a permis de constater l'existence d'une tumeur considérable située au dessous de la glotte obstruant tout l'orifice glottique, à l'exception du quart postérieur à travers lequel se faisait la respiration bruyante.

Muni de la pince à polypes de M. Mathieu, je ne parvenais en cinq séances qu'à arracher des parcelles, dont l'ensemble atteint à peine la grosseur d'un petit pois ; la tumeur composée de fibres entrelacées et de petites cellules, résistait aux plus fortes tractions qui soulevaient le larynx sans détacher l'excroissance. Le malade ne se sentait nullement soulagé.

Obligé de renoncer à la destruction mécanique, de même qu'à la cautérisation qui aurait été trop longue et trop pénible, j'ai repoussé également la laryngotomie, conseillée et pratiquée depuis Ehrmann dans des cas analogues, parce que je pensais que le laryngoscope permettait l'emploi de tout autre méthode par les voies naturelles. J'ai choisi la galvano-caustique.

Middeldorpf pense que cette méthode n'est applicable au larynx que dans les tumeurs visibles dans l'arrière-gorge ou occupant l'épiglotte. Voltolini cependant réussit à extirper deux fois de petits polypes siégeant sur les cordes vocales, à l'aide de l'anse du sécateur. Jamais, à ce que je sache, on n'avait tenté d'opérer au-dessous des cordes vocales.

Dans le cas présent, il était impossible d'entourer la tumeur avec l'anse, aussi ai-je eu recours au galvano-cautère aplati en forme de couteau. Aidé de M. Mathieu fils qui surveillait la pile, maintenant de la main gauche le laryngoscope, j'ai placé le galvano-cautère froid dans l'orifice glottique et je l'ai poussé dès que le circuit était fermé, d'arrière en avant, coupant et cautérisant la tumeur pendant l'espace d'une seconde. Une légère fumée sortant de la bouche répandait l'odeur de chair brûlée. Nulle douleur ressentie par le malade, nulle atteinte portée aux cordes vocales.

La respiration s'est trouvée immédiatement considérablement soulagée, et lorsqu'au bout de six semaines, le malade qui habite la province est venu me voir, la respiration et la voix étaient presque normales. Je constate cependant encore au-dessous de la corde droite et à l'angle antérieur et au postérieur, des traces de la tumeur, le reste s'était atrophié. Par précaution, je pratique de nouveau une cautérisation galvano-caustique, espérant ainsi prévenir plus sûrement toute rechute.

En jetant un coup d'œil sur le tableau qui suit, on peut prendre une idée des cas dans lesquels le traitement chimique a été employé et des résutats qu'il a donnés.

1. Lewin. Causit, obs. XVI. — Enfant de 3 ans et demi. — Quantité d'excroissances sessiles sur la paroi postérieure du larynx. Badigeonnage au pinceau avec une solution de nitrate d'argent. Guérison.
2. Id., obs. XXIX. — Garçon de 7 ans. Tumeur au niveau de l'attache supérieure du ligament aryténo-épiglottique dans l'intérieur du ventricule de Morgagni du côté droit. Dix cautérisations avec le nitrate d'argent. Guérison.
3. Krishaber. Causit, obs. XLI. — Homme de 38 ans. Deux petits polypes sur la corde vocale inférieure droite. Cautérisation avec l'acide acétique. Amélioration.
4. Morell-Mackenzie, p. 75. — Homme (?). Petite excroissance arrondie sur la surface inférieure de l'épiglotte. Applications de nitrate d'argent. Amélioration.
5. Id., p. 76. — Dame de 42 ans. Nombreuses petites excroissances verruqueuses sur le repli ary-épiglottique et sur la bande ventriculaire droite. Applications de nitrate d'argent. Amélioration.
6. Nicolas Duranty. — Jeune fille de 17 ans. Tumeur irrégulière sessile au-dessous de l'insertion antérieure des cordes vocales. Cautérisations à l'acide chromique. Guérison.
7. Id. — Dame de 27 ans. Petite tumeur sessile de la grosseur d'un petit pois insérée au-dessous de l'insertion antérieure des cordes vocales. Cautérisations avec le nitrate d'argent. Guérison.
8. Voltolini Causit, obs. XLVI. — Homme de 60 ans. Deux polypes : un, piriforme, un peu au dessous de l'attache antérieure des cordes vocales ; l'autre, sur la corde vocale gauche, à la proximité de son attache postérieure, ayant une large base. Le premier enlevé avec le polypotome ; le second par le galvano-cautère et les cautérisations. Guérison.
9. Mandl, Acad. des sciences, 1869. — Homme de 43 ans. Tumeur considérable, située au dessous de la glotte, obstruant tout l'orifice glottique, à l'exception du quart postérieur. Parcelles arrachées avec la pince de Mathieu, le reste détruit par le galvano-cautère. Guérison.

CHAPITRE II.

TRAITEMENT PAR LES VOIES ARTIFICIELLES.

Presque toutes les tumeurs du larynx peuvent être enlevées par les moyens que nous avons indiqués précédemment ; mais lorsque l'opération ne peut se pratiquer par la bouche pour les causes que nous allons indiquer, on est forcé de recourir à une opération qui permette d'enlever la tumeur qui menace l'existence du malade. On pratique alors une voie artificielle au larynx et le laryngoscope, par les indications qu'il fournit sur le siége de la tumeur, son volume, sa nature, facilite beaucoup l'opération que l'on devra faire.

C'est au sujet des indications et des contre-indications de cette méthode que se sont élevées au sein de l'Académie de médecine (séance du 28 avril 1863) et à la Société de chirurgie (séances du 30 mars au 13 avril 1864) des discussions pleines d'intérêt.

Il est des cas sans doute, dit M. Trélat, où l'urgence des accidents et l'intolérance des malades mettent le chirurgien dans la nécessité d'agir incontinent, de parer avant tout aux menaces d'asphyxie, et alors c'est la laryngotomie qui devra être faite; mais, en général, quand on aura pu se rendre un compte exact de la lésion et accoutumer l'opéré aux manœuvres qu'il devra supporter, l'opération par les voies naturelles paraît indiquée.

On ne peut pas préciser au juste les indications et les contre-indications de l'opération par les voies artificielles, car nous avons déjà vu par les observations de MM. Bruns, Fauvel, Nicolas Duranty, Mandl, etc., que ni la nature ni le siége ne mettent obstacle au traitement par les voies naturelles. Ce n'est donc qu'après avoir fait les tentatives nécessaires et possibles par la bouche, que l'on en viendra à l'opération des voies artificielles. Il est bien entendu que nous nous plaçons dans le cas où l'expectation n'est pas dangereuse.

Cependant l'on peut dire d'une manière générale que l'opération par les voies naturelles ne peut se pratiquer : lorsque le volume du polype est considérable, selon l'avis de M. Trélat, c'est, au contraire, une bonne condition, la voie artificielle n'étant jamais si grande que la voie naturelle ; lorsque la tumeur est d'une densité excessive, dans une situation qui la rend inaccessible aux instruments et lorsqu'elle a une trop large base ; lorsqu'il existe un état inflammatoire et un spasme de la glotte ; lorsque la langue, très-épaisse par conformation congénitale, remplit toute l'arrière-bouche ; par suite d'une trop grande irritabilité du malade ou du bas âge des malades, qui ne se prêtent pas à l'examen et sur lesquels on ne peut saisir qu'une image très-fugitive.

Enfin, et ceci doit être posé en principe, lorsque les troubles respiratoires sont très-prononcés et que la vie du malade est en danger, on doit toujours employer la méthode par les voies artificielles.

L'idée de frayer une voie artificielle par laquelle on irait chercher et enlever la cause de l'asphyxie, n'est pas récente, puisqu'elle remonte à Asclépiade, qui inventa la bronchotomie sans jamais la pratiquer ; seulement les idées d'Hippocrate sur la non-réunion des cartilages prévalurent longtemps, et la bronchotomie n'était indiquée praticable que par une section transversale entre deux anneaux de la trachée pour ne pas blesser les cartilages.

La première opération authentique de bronchotomie transversale date du commencement du XVIe siècle; elle fut faite avec succès par Brassavole.

Ce n'est qu'au commencement du XVIIIe siècle que

Juncker et Heister préconisèrent la section longitudinale de la trachée.

Toutes ces opérations étaient indiquées pour les corps étrangers, les polypes des voies respiratoires n'étaient pas encore connus et personne n'avait osé toucher au larynx, lorsqu'à la fin du XVIIIe siècle, Desault créa la laryngotomie thyroïdienne et, sans l'avoir jamais pratiquée, il la conseille comme seul remède aux polypes laryngiens que l'on commençait à connaître par les autopsies. « Il est rare, en effet, dit-il, que saillantes dans la bouche, ces excroissances puissent être saisies, extirpées ou liées par cette voie naturelle. »

A partir de ce moment-là les procédés furent diversement modifiés, chacun préconisait la laryngotomie pour les polypes, et l'on attendait l'occasion de mettre en pratique la théorie.

A propos de chaque procédé nous verrons quel en a été l'auteur et quel est celui qui, le premier, l'a pratiqué.

Division. — L'ouverture du larynx sur quelque point qu'elle se fasse porte le nom de laryngotomie; mais comme suivant les indications que fournissent le siége et le volume de la tumeur, ce n'est pas toujours par le même point que l'on pénètre jusqu'à elle, cette opération reçoit des divisions suivant les parties intéressées.

M. Planchon (1), suivant en cela la classification adoptée par M. Krishaber dans le Dictionnaire encyclopédique, divise les faits de laryngotomie qu'il a rassemblés en :

A. Laryngotomie directe comprenant :

1° Section du cartilage thyroïde seul ;

2° Section du cartilage thyroïde et de la membrane thyro-hyoïdienne ;

3° Section du cartilage thyroïde et de la membrane crico-thyroïdienne ;

(1) Planchon. Faits de laryngotomie. Thèse, Paris, 1869.

4° Section du cartilage thyroïde et des membranes thyro-hyoïdienne et crico-thyroïdienne;

5° Section du cartilage thyroïde, des membranes thyro-hyoïdienne, crico-thyroïdienne et du cartilage cricoïde.

6° Section du cartilage thyroïde, des membranes crico-thyroïdienne, trachéo-cricoïdienne, du cricoïde et des premiers anneaux de la trachée;

7° Section du cartilage thyroïde, des membranes thyro-hyoïdienne, crico-thyroïdienne, du cricoïde et des premiers anneaux de la trachée.

B. Laryngotomies indirectes comprenant :

1° Section horizontale de la membrane thyro-hyoïdienne;

2° Section horizontale de la membrane crico-thyroïdienne;

3° Section horizontale de la membrane trachéo-cricoïdienne;

4° Section du cricoïde et des premiers anneaux de la trachée.

Ce qui fait onze divisions.

Pour nous, nous ne suivrons pas toutes ces divisions infinies dont la plupart sont, croyons-nous, sans utilité et sous le point de vue qui nous occupe, nous n'adopterons que les quatre divisions suivantes :

1° Thyrotomie;

2° Section de la membrane thyro-hyoïdienne;

3° Section de la membrane crico-thyroïdienne;

4° Laryngo-trachéotomie complète.

Dans la thyrotomie, nous faisons entrer toutes les opérations dans lesquelles le cartilage thyroïde est sectionné, soit seul (cas le plus rare), soit avec les membranes thyro-hyoïdienne ou crico-thyroïdienne. La section du cartilage est le seul temps délicat de l'opération et nous ne croyons pas nécessaire d'établir de nouvelles divisions, parce que l'incision est un peu plus prolongée en haut ou en bas. Du reste, le manuel opératoire est exactement le même et il n'y a pas grande différence au point de vue des résultats; le cartilage thyroïde dont la cicatrisation demande toujours quelques jours n'est pas plus vite soudé que les membranes qui l'unissent avec les organes voisins soit intactes ou incisées.

C'est cette division que nous allons suivre dans la suite de ce travail.

I. *Thyrotomie.* — Nous avons dit que c'est à Desault que remonte la création de la laryngotomie thyroïdienne, mais ce n'est pas lui qui la pratiqua le premier, et ce ne fut pas non plus pour un polype, mais pour un corps étranger (tendon de veau), que Pelletan pratiqua le premier avec succès la section du cartilage thyroïde en 1788. La première opération faite pour un polype remonte à Brauers, de Louvain (1833), qui fit cette opération sur un homme de 40 ans, dont le larynx était plein de tumeurs verruqueuses; il fut même obligé d'enlever une portion du cartilage thyroïde. L'amélioration fut grande, puisque son opéré ne mourut que vingt-quatre ans après, à la suite d'une maladie étrangère au larynx, mais le malade resta aphone, ce qui se comprend par l'ablation qui fut nécessaire.

Encouragés par les succès, les chirurgiens ne regardèrent plus cette opération comme téméraire et depuis elle a été appliquée heureusement bien des fois, soit pour des polypes, soit pour des corps étrangers.

Comme nous l'avons dit tantôt, cette première division comprend pour nous la section du cartilage thyroïde, soit seul, soit avec les membranes thyro-hyoïdienne ou crico-thyroïdienne, ce qui, à notre avis, doit presque toujours arriver; car l'incision de ces membranes ne serait-elle que d'un millimètre, elle est nécessaire pour donner aux lèvres de la plaie un écartement suffisant pour le passage des instruments, et dès lors l'on ne peut plus dire qu'elles sont intactes.

Quels sont les cas qui réclament plus spécialement la thyrotomie?

Nous avons examiné précédemment d'une manière générales les indications qui pouvaient réclamer la création de voies artificielles, examinons maintenant les indications particulières, car il n'est pas indifférent de pénétrer par tel ou tel point.

La thyrotomie sera indiquée en présence d'une large tumeur insérée dans le ventricule de Morgagni ou d'une tumeur plus ou moins volumineuse à large base, située très-bas, au-dessous des cordes vocales inférieures. M. Durham dit que la laryngotomie thyroïdienne est plus facile à faire chez l'enfant que l'extraction des tumeurs par les voies naturelles. Il nous semble qu'alors on doit redoubler de précaution, car le larynx étant très-petit il existe de grandes probabilités que l'on endommagera les cordes vocales.

La thyrotomie depuis que les observations sont venues montrer les services qu'elle pouvait rendre, est une des meilleures opérations que l'on puisse pratiquer sur le larynx lorsque l'on est obligé d'en venir là, et M. Krishaber lui-même, en présence de son magnifique succès, n'hésite pas à dire qu'il se trouvait en contradiction avec lui-même, puisque dans le Dictionnaire encyclopédique, il dit que « la section du thyroïde ne peut être nécessaire que si la tumeur est placée dans le ventricule de Morgagni et qu'elle doit être évitée dans toute autre circonstance : *a.* parce que les plaies pénétrantes du thyroïde produisent *nécessairement* la lésion des cordes vocales, si exactement que soit faite l'opération à la partie moyenne du cartilage; *b.* parce que les plaies du cartilage du larynx peuvent produire la périchondrite et la carie consécutive; *c.* parce que ces cartilages sont assez souvent ossifiés. que cette ossification est ordinairement prématurée chez les individus atteints de maladies du larynx et qu'elle est nécessairement une cause de cicatrisation plus difficile ; *d.* et parce que, en somme, toute la surface de la cavité du larynx est accessible à la vue et au toucher sans la section d'aucun des cartilages, on doit pourtant excepter la cavité des ventricules qui n'est visible que par ce moyen. »

Aussi croyons-nous pouvoir avancer par anticipation qu'en présence d'une tumeur laryngée, nécessitant la création de voies artificielles, on doit, suivant les indications fournies par le laryngoscope, choisir entre la thyrotomie et la section de la membrane thyro-hyoïdienne.

Nous allons donner ici, d'une manière assez complète, le manuel opératoire de la section du cartilage thyroïde; car, sous le point de vue des généralités étant à peu de chose près le même pour toutes les opérations de ce genre qui se pratiquent sur le larynx, nous n'aurons pas à y revenir dans les pages suivantes.

L'opération pourra se faire avec l'anesthésie locale ou l'anesthésie générale. M. Krishaber a opéré après avoir anesthésié la peau de la partie antérieure du cou par l'évaporation de l'éther.

Gilewski, Ulrich Duncan-Gibb, Bœckel, etc., chloroformèrent leurs malades. Il nous semble qu'à moins d'indications spéciales, l'anesthésie locale doit être préférée, l'anesthésie générale étant toujours à craindre dans les opérations qui se pratiquent sur l'arrière-bouche et dans les voies aériennes; pourtant, si l'on voulait l'appliquer, on ne devrait pas aller jusqu'à la perte de connaissance, mais se borner à éteindre la sensibilité générale pour que si, durant le cours de l'opération, le malade recevait une certaine quantité de sang dans les voies aériennes, il en soit averti par la sensation particulière déterminée par le corps étranger et puisse se livrer aux efforts d'expuition convenables pour éviter les accidents d'asphyxie.

Les instruments nécessaires pour pratiquer la section du larynx sont : un bistouri ordinaire, un bistouri boutonné, de forts ciseaux en cas d'ossification des cartilages ; les objets nécessaires pour lier les petites artères que l'on pourrait sectionner et deux crochets mousses pour écarter les deux moitiés du cartilage thyroïde. Ensuite, pour procéder à l'enlèvement de la tumeur, des pinces ou un écraseur, comme l'a fait Debrou, et de petits ciseaux courbes ; avec cela les instruments nécessaires pour cautériser le point d'implantation du polype lorsque l'on en aura fait la section. Pour opérer avec le plus de lumière possible, on fera bien de se munir, comme l'a fait M. Krishaber, d'une lampe armée d'un système de lentilles à lumière directe, dans l'intention d'éclairer la cavité du larynx en cas de besoin.

Pour l'opération, le malade sera couché sur le dos, sa poitrine un peu relevée, son cou appuyé sur un oreiller plié en deux et la tête légèrement étendue pour ne pas augmenter la gêne de la respiration. L'opérateur se place à la droite du malade, et il a soin de bien fixer lui-même le larynx avec le pouce et l'index de la main gauche. Il fait une première incision s'étendant de l'os hyoïde au cartilage cricoïde ; cette incision ne doit comprendre que la peau et le tissu cellulaire. S'il n'existe pas de troubles sérieux du côté de la respiration, et qu'un moment d'expectation ne mette pas la vie en danger, on peut pratiquer l'opération en deux temps, comme l'a conseillé Récamier pour la trachéotomie et Follin pour la laryngotomie sous-hyoïdienne, afin d'éviter l'accident qui se présente quelquefois, c'est-à-dire l'écoulement d'un peu de sang dans la trachée. C'est après cette première incision que l'on est quelquefois dans la nécessité d'arrêter de petites hémorrhagies ; une fois l'écoulement sanguin terminé, on procède au second temps de l'opération, la section du cartilage thyroïde.

M. Schwebel (*loc. cit.*) dit d'ouvrir la membrane crico-thyroïdienne, d'introduire par cette ouverture une sonde cannelée sur laquelle on divisera, au moyen d'un bistouri, le cartilage thyroïde en deux sur sa crête saillante, et de prolonger cette incision en haut et en bas, si elle n'est pas suffisante.

L'introduction de la sonde cannelée est, il est vrai, une certaine garantie pour ne pas léser les cordes vocales, mais, d'un autre côté, sa présence en contact avec la muqueuse laryngée provoque des mouvements brusques et saccadés de tout le larynx qui rendent l'opération plus difficile et plus incertaine ; aussi doit-on, croyons-nous, rejeter ce moyen. Il vaudra mieux sectionner le cartilage, directement de dehors en dedans par petits coups successifs en suivant exactement la ligne médiane de la crête antérieure, sans pénétrer tout d'abord dans la cavité du larynx, ou en ponctionnant avec un bistouri droit et pointu le bord supérieur du cartilage dans l'angle rentrant que forme les deux moitiés latérales, remplacer par un bistouri boutonné le bistouri pointu et sectionner le cartilage de haut en bas par des mouvements de scie en suivant, comme tantôt, exactement la ligne médiane. Si, arrivé à la partie inférieure du cartilage, l'on rencontre de la résistance produite par son ossification, il faut retirer le bistouri boutonné, introduire dans la plaie une des lames des forts ciseaux que l'on a préparés en prévision de la chose et achever ainsi la section du thyroïde que l'on agrandira plus ou moins par la section des ligaments déjà entamés.

On introduit alors dans la plaie les crochets mousses que l'on confie à un aide, pour qu'il tienne béants les deux bords de la plaie ; on procède alors à l'extirpation de la tumeur et à la cautérisation de sa base d'implantation.

M. Schwebel conseille de passer deux anses de fil dans les deux moitiés du cartilage thyroïde sectionné pour les écarter facilement. Nous croyons que c'est un moyen qui est très-avantageusement remplacé par les crochets mousses qui ne blessent pas de nouveau et inutilement le cartilage.

Une fois l'opération terminée, on s'assure si le larynx est bien dépouillé de toute tumeur et on rapproche les bords de la plaie, soit au moyen de grosses serres-fines, soit avec des bandelettes de diachylon, soit encore au moyen de deux coussinets qui, placés sur les parties latérales du larynx, sont maintenus par une bande circulaire autour du cou.

La réunion a encore été faite avec des points de sutures (Balassa, Durham, Bryant), mais ce moyen qui paraît bien réussir sur les jeunes sujets, pourrait ne pas donner le même succès sur les adultes.

L'expérience a démontré que généralement après cette opération la cicatrisation complète de la plaie ne se faisait pas attendre longtemps.

Nous avons rassemblé huit observations de tumeurs laryngées pour lesquelles on a pratiqué la thyrotomie; nous n'en donnons qu'un court résumé dans le tableau suivant, attendu qu'elles sont trop connues.

1. Brauers, de Louvain, 1833, Dict. encyclop., p. 762. — Homme de 40 ans. Tumeurs verruqueuses remplissant le larynx. Thyrotomie; cautérisations consécutives. Aphonie.
2. Krishaber. Thèse de Planchon, obs. II. — Homme de 38 ans. Polype fibreux situé au niveau de l'attache antérieure des cordes vocales, recouvrant une partie du ruban vocal droit. Tentatives par les voies naturelles; thyrotomie. Guérison.
3. Debrou, Gaz. hebdom., 1864. — Homme de 52 ans. Tumeur arrondie, de la grosseur d'une noix, visible au fond du gosier pendant la déglutition. Thyrotomie ; trachéotomie consécutive. Mort.
4. Gilewski, 1865. Planchon, obs. X. — Jeune fille de 16 ans. Trois excroissances polypeuses à l'angle antérieur de la glotte. Thyrotomie. Guérison.
5. Ulrich et Lewin, 1865. Planchon, obs. XI. — Jeune fille de 16 ans. Deux polypes siégeant dans les ventricules laryngiens, insérés sur les cordes vocales. Thyrotomie. Guérison.

6. Balassa. Planchon, obs. XIII. — Homme de 32 ans. Tumeur arrondie, de la grosseur d'une petite noisette, venant de la partie antérieure droite de la cavité des ventricules, à large base, remplissant la glotte jusqu'à la moitié. Thyrotomie. Guérison.

7. Busch. Thèse de Schwebel, 1866. Homme de 43 ans. Végétations verruqueuses au tiers postérieur de la corde vocale droite et au dessous des cordes vocales. Trachéotomie primitive ; thyrotomie par laquelle on se sert du galvano-cautère. Guérison.

8. Kœberlé, Gaz. des hôpit., 1866. — Homme de 57 ans. Tumeur occupant la corde vocale droite. Thyrotomie ; dénudation du cartilage. Aphonie ; cicatrisation très-lente à cause de l'ossification du cartilage.

Après avoir donné un résumé des thyrotomies faites pour des polypes, nous pouvons étudier les résultats obtenus jusqu'à présent, au point de vue de la vie, de la voix et de la récidive.

La question de la récidive ne peut pas encore être tranchée complétement, car ce n'est que rarement que les malades sont revus, et du reste sur ce point nous avons (p. 23) donné la statistique présentée par Durham.

Quant aux dangers pour la vie à cause de la laryngite *inévitable*, de la périchondrite, de la carie ou de la nécrose du cartilage divisé, nous ne voyons absolument qu'un seul cas de mort, et d'après l'auteur, ce n'est aucune de ces complications que nous venons d'énoncer qui fut cause de la mort, mais la trachéotomie pratiquée pour prévenir l'asphyxie. Quant aux autres opérations elles se sont toutes terminées par une cicatrisation complète. C'est avec raison que M. Schwebel dit : « On se contentait jadis à la dernière extrémité de rétablir la respiration lorsque l'on aurait pu par une intervention propice rendre l'état parfait, ou seulement avec un peu de diminution de la voix, voire même perte complète ; mais ne pouvant agir à coup sûr, les chirurgiens hésitaient et l'on comprend parfaitement pourquoi. »

La section du cartilage thyroïde que l'on redoutait tant à cause des complications qui devaient causer la mort des malades, n'est donc plus qu'une opération qui ne présente que peu de danger.

Pour ce qui concerne la voix nous avons deux aphonies, une modification de la voix et quatre guérisons.

Sur les deux aphonies, la première fut la suite d'une opération dans laquelle une partie du cartilage thyroïde fut forcément enlevée; la seconde, d'une opération qui nécessita la dénudation de presque tout le cartilage. On ne peut donc pas dans ces deux cas attribuer l'aphonie à l'opération elle-même qui alors comme on peut en juger, est loin de produire *nécessairement* la lésion des cordes vocales.

Quant à l'ossification du cartilage, elle peut rendre la cicatrisation un peu plus lente, il est vrai, mais elle ne doit pas être un empêchement à la réussite de l'opération à en juger par les résultats, d'ailleurs c'est un état de choses que l'on ne peut déterminer à l'avance dans la majorité des cas et ce n'est que lorsque le bistouri est arrêté par le tissu osseux que l'on est averti de cette modification dans la structure du cartilage thyroïde.

II. *Section de la membrane thyro-hyoïdienne ou laryngotomie sous-hyoïdienne.* — C'est Vidal (de Cassis) et Malgaigne qui préconisèrent en même temps (1826) cette opération. Mais comme pour la thyrotomie ceux qui créèrent l'opération n'eurent pas l'occasion de la pratiquer et elle n'a été faite qu'une seule fois depuis, par Pratt en 1857, qui suivit tous les préceptes donnés par Malgaigne. En 1863, Follin a fait une opération de même nature mais par un procédé qui diffère un peu et qui présente plus d'avantages.

Quelles sont les indications de cette opération?

Elle se fera avec succès toutes les fois qu'une large tumeur située à l'orifice supérieur du larynx et par conséquent sus-glottique ne sera pas opérable par les voies naturelles, et qu'elle sera située à la partie postérieure du larynx. On voit par là que les cas où son application peut être faite sont très-limités. Il serait en effet très-difficile par cette seule section d'aller enlever complètement une tumeur placée à la partie antérieure et surtout au-dessous de la glotte. MM. Krishaber et Planchon après avoir répété les opérations sur le cadavre, en ont conclu que le jeu des instruments est impossible.

De même que si l'on avait une tumeur à large base implantée dans un des ventricules du larynx, la section de la membrane thyro-hyoïdienne ne devrait pas être l'opération choisie, attendu qu'elle ne permettrait pas d'enlever parfaitement la tumeur, elle ne donnerait qu'un résultat incomplet. C'est la thyrotomie qui en pareil cas donnerait la faculté d'attaquer la tumeur jusque dans ses racines.

Aussi sur plusieurs fois qu'a été pratiquée la section du cartilage thyroïde pour des tumeurs laryngées diagnostiquées au laryngoscope, ne trouve-t-on absolument que l'observation de Follin, dans laquelle le miroir laryngien ait fait voir que cette opération remplirait les conditions nécessaires.

Pour les indications générales de l'opération, nous en avons parlé à propos de la thyrotomie; pour ce qu'il y a de particulier, nous allons indiquer le mode opératoire que l'on trouve dans l'opération de Follin, en faisant voir la différence de ce procédé d'avec celui de Vidal et de Malgaigne.

Ces auteurs conseillaient de pratiquer l'incision horizontale immédiatement au-dessous du bord inférieur de l'os hyoïde, on tombait ainsi sur l'épiglotte qu'il fallait attirer à l'extérieur et qui selon Malgaigne doit être projetée au dehors par le courant d'air qui suivra la nouvelle voie, (chose dont il est permis de douter).

Dans le procédé de Follin, on n'a pas à se préoccuper de l'épiglotte, les instruments ont toute la place pour manœuvrer et l'on est d'autant plus rapproché de la cavité même du larynx.

Voici comment a procédé Follin et comment on devrait procéder en pareille circonstance.

A 5 millimètres de distance du bord supérieur du cartilage thyroïde on pratique une incision horizontale de 7 centimètres et l'on coupe successivement la peau, le tissu cellulaire sous-cutané, les fibres les plus internes des muscles peauciers, les sterno-hyoïdiens, et thyro-hyoïdiens ; s'il y a hémorrhagie on l'arrête et comme l'a fait Follin, on peut attendre un moment avant de procéder au second temps de l'opération.

On divise alors le coussinet cellulo-adipeux qui se trouve au-dessous de l'épiglotte et d'un coup de ciseaux on incise a muqueuse laryngée, et la cavité du larynx est ouverte.

Une fois les tumeurs enlevées, on fait un pansement simple et la tête est inclinée en avant.

Voici un court résumé des deux observations de laryngotomie thyro-hyoïdienne :

1° Pratt, *Gazette des hôpitaux*, 1859. Sur un homme atteint de tubercules pulmonaires en voie de ramollissement, le doigt, introduit aussi profondément que possible dans l'arrière-bouche, fit reconnaître un tissu résistant et anormal qui paraissait tirer son origine de la base du larynx, au niveau de l'épiglotte.

Toutes les tentatives par la bouche furent inutiles.

Incision transversale de la membrane thyro-hyoïdienne à 2 ou 3 millimètres au-dessous de l'os hyoïde. Tumeur s'élevant sur le côté gauche de la surface de l'épiglotte emportée avec des ciseaux courbes.

Le résultat eût été des plus satisfaisants sans la diathèse qui plus tard fit périr le malade.

2° Follin. — *Archives générales de médecine*, 1867. Jeune homme de 21 ans. Masse polypiforme à la partie postérieure des cordes vocales, insérée sur la muqueuse qui recouvre la face antérieure et la base des cartilages aryténoïdes.

Nombreuses tentatives par les voies naturelles rendues infructueuses par la grande sensibilité du malade.

Section de la membrane thyro-hyoïdienne à 5 millimètres du bord supérieur du cartilage thyroïde; tous les polypes sont enlevés par torsion et par quelques coups de ciseaux.

20 jours après guérison complète, voix très-nette.

Comme opération nous voyons là deux succès. Pratt, il est vrai, n'a eu qu'un succès momantané, son malade ayant succombé à la diathèse tuberculeuse, mais Follin a eu un résultat magnifique sous tous les rapports.

D'un seul fait dira-t-on il est assez difficile de pouvoir tirer des conclusions. Mais si à côté de cela l'on met en comparaison les plaies que l'on rencontre assez fréquemment dans cette région après tentatives de suicide et qui généralement guérissent assez promptement, l'on peut en déduire qu'en présence des indications que nous avons énumérées, cette opération n'est nullement grave. La guérison de la plaie chirurgicale est simple et rapide et l'instrument tranchant ne risque pas d'entamer les cordes vocales.

Aussi comme nous l'avons dit plus haut la thyrotomie et la laryngotomie sous-hyoïdienne peuvent, croyons-nous, répondre à tous les cas de polypes laryngiens, la section horizontale de la membrane thyro-hyoïdienne pour les tumeurs placées à l'orifice supérieur du larynx, la thyrotomie pour celles des ventricules et de la portion sous-glottique.

Seulement comme nous le disions en parlant des indications de la section de la membrane thyro-hyoïdienne, les cas qui réclament cette opération sont peu nombreux. De plus, le maniement du laryngoscope devenant chaque jour plus familier au médecin, les succès de tumeurs enlevées par les voies naturelles augmentent et bien des polypes que l'on aurait cru devoir opérer, il y a quelques années, par les voies artificielles sont maintenant enlevés par la bouche, surtout lorsqu'elles sont susglottiques.

Il est à désirer néanmoins que l'occasion se présente encore où cette opération soit mise en pratique afin de pouvoir juger quels sont les résultats que l'on peut en attendre.

III. *Section de la membrane crico-thyroïdienne.* — L'indication de cette opération remonte à Vicq d'Azir. Sans l'avoir pratiquée, il dit de faire la bronchotomie non pas comme on a l'habitude de la faire par la méthode ancienne mais au moyen de la section transversale de la membrane crico-thyroïdienne, c'était en 1776.

Cette opération pratiquée quelquefois pour des corps étrangers et pour remplacer la trachéotomie par Roux, Arnott et C. Bell, ne l'a été qu'une seule fois par Burow de Kœnigsberg en octobre 1864, pour extraire un polype dont il avait reconnu le siége au laryngoscope.

D'après ce que nous avons dit à propos des deux procédés précédents, les cas qui nécessitent la section de la membrane crico-thyroïdienne ne doivent pas se présenter souvent.

Ce n'est, en effet, que lorsque la tumeur sera située à la partie supérieure de la trachée ou à la partie inférieure du larynx que l'incision seule de la membrane crico-thyroïdienne sera indiquée, et encore faudra-t-il que la tumeur soit petite; car assurément la section de cette membrane seule ne peut fournir une voie assez large pour faire manœuvrer les instruments nécessaires.

L'incision faite en pareil cas sera horizontale ou verticale selon Malgaigne, dans l'espace qui sépare le bord inférieur du cartilage thyroïde du bord supérieur du cartilage cricoïde. On incisera ainsi la peau, le tissu cellulaire, l'aponévrose cervicale et une partie des muscles cricothyroïdiens. C'est encore ici que l'opération en plusieurs temps trouve une heureuse application si les circonstances ne s'y opposent pas, car plus l'ouverture se rapproche du corps thyroïde, plus les vaisseaux sanguins sont nombreux et volumineux et donnent un écoulement assez abondant pour gêner la suite de l'opération. C. Bell fut obligé de lier une petite artère et Roux perdit un malade étouffé par le sang. L'hémorrhagie arrêtée, on divisera la membrane en travers en évitant la petite artère qui la longe ou bien en occupant cette artériole et en la liant; si l'incision transversale ne suffisait pas on pourrait ajouter une incision verticale médiane.

Les tumeurs enlevées on fera un pansement simple et la plaie ne tardera pas à guérir.

Nous donnons un résumé de la seule opération qui ait été faite pour un polype laryngien.

Observation.

Burow de Kœnigsberg. (Deutsche klinik, 1865. — Archiv. de Langenbeck, VII-528. Planchon, obs. 33.)

Homme de 48 ans. Polype inséré à la partie antérieure de la corde vocale droite sur une étendue d'environ 4 millimètres, pendant dans le larynx.

L'extrême sensibilité ne permet pas l'extirpation par les voies naturelles.

Section de la membrane crico-thyroïdienne, extirpation de la tumeur au moyen de ciseaux.

Cinq jours après la plaie était guérie.

Quinze jours après, la voix n'avait pas encore tout son timbre.

Comme on le voit, cette opération n'est ni difficile ni grave, mais donne-t-elle tous les résultats que l'on est en droit d'en attendre? Nous croyons pouvoir répondre négativement.

Qu'arriva-t-il, en effet, dans l'observation précédente; le polype fut saisi avec un crochet, puis avec de petits ciseaux recourbés, on coupa son pédicule à *une demi-ligne au bord de la corde vocale, comme on put s'en convaincre plus tard à l'examen laryngoscopique ?*

Ce qui prouve qu'au moment de l'opération les ciseaux coupèrent pour ainsi dire au hasard, et auraient tout aussi bien pu entamer la corde vocale d'une demi-ligne puisque l'œil ne les dirigeait pas. Comment en serait-il autrement? L'espace est vraiment trop petit pour fournir une voie assez large aux instruments et aux regards de l'opérateur.

Cette opération qui a déjà été exclue de la pratique quand il s'agit de faire respirer un malade qui asphyxie, car comme le dit Lenoir « elle doit son exclusion au seul reproche qu'elle mérite de ne pouvoir donner une ouverture permettant l'introduction d'une canule assez grosse pour remplacer la glotte dans le cas de suffocation », n'est pas, croyons-nous, appelée à donner de bien bons résultats en cas de polypes.

C'est, il est vrai, la façon la plus simple d'ouvrir les voies respiratoires, l'opération est bien moins grave que la section d'un cartilage, et n'expose pas aux accidents qui pourraient arriver ; mais à en juger par le cas signalé plus haut, la voie n'est pas assez large pour agir avec précision et obtenir un résultat complet ; il faudrait donc en venir à la section d'un cartilage ; aussi à moins d'indications précises croyons-nous, que l'on fera bien de recourir à un autre procédé.

IV. *Laryngo-trachéotomie complète.* — Boyer le premier réunit la laryngotomie à la trachéotomie et créa la laryngo-trachéotomie ; seulement le procédé qu'il indiqua n'est pas celui que l'on a suivi dans les observations que nous avons rassemblées. Il faisait partir son incision du bord inférieur du cartilage thyroïde et allait de là jusqu'aux premiers anneaux de la trachée, tandis que dans les faits que nous relatons ici, le cartilage thyroïde lui-même est compris dans la section.

La première opération de laryngo-trachéotomie complète qui fut faite pour un polype du larynx est la célèbre opération d'Ehrmann, qui eut tant de retentissement à une époque ou le laryngoscope n'avait pu venir éclairer le diagnostic.

Cette opération qui comprend l'ouverture complète du larynx et des premiers anneaux de la trachée, comme primitive doit être rejetée des opérations nécessaires pour extirper les polypes du larynx. Ce n'est que lorsque la trachéotomie a été nécessaire et que l'application du laryngoscope est impossible, comme chez certains enfants, par exemple, que l'on peut alors prolonger l'incision faite à la trachée jusqu'à l'os hyoïde et encore devrait-on éviter la section du cartilage cricoïde si elle n'est pas nécessaire, nous verrons dans un moment pourquoi. Si au contraire le laryngoscope permet de préciser le siége de la tumeur, on évitera de faire aux organes de la respiration une plaie aussi étendue.

Ce n'est donc que lorsque l'on se trouve dans le cas d'Ehrmann, c'est-à-dire, obligé de rechercher le polype par les voies artificielles, que l'on est en droit de pratiquer cette opération qui résumant toutes les précédentes en résume aussi les dangers.

En parcourant les observations que nous avons recueillies, on voit que c'est surtout lorsque tout le larynx était rempli de végétations que l'opération a été pratiquée. Dans le cas de Gibb, c'était pour une large et grosse tumeur s'étendant depuis la racine de l'épiglotte jusqu'au côté droit de la cavité même du larynx.

Mais on voit aussi que la section du larynx a le plus souvent suivi celle de la trachée que l'on avait été obligé de pratiquer pour remédier à l'asphyxie.

Aussi, croyons-nous pouvoir conclure que les indications de cette opération doivent être tout à fait exceptionnelles et que même lorsque l'on aura pratiqué la trachéotomie urgente, on devra avoir recours à la thyrotomie si l'enlèvement de la tumeur nécessite une voie artificielle; on éviterait ainsi la section du cartilage cricoïde qui comme le dit M. Krishaber (Diction. encyclopéd.), est toujours inutile, parce que la section des premiers anneaux de la trachée peut la suppléer, dans les cas, rares d'ailleurs, où le polype serait exactement implanté dans l'espace circonscrit par ce cartilage. Cette section est inutile *à fortiori*, toutes les fois que la tumeur est placée au-dessus et au-dessous du cricoïde. Elle est inutile de toute façon parce que la cavité du larynx est accessible dans sa totalité, sans la section du cricoïde, et par conséquent cette section vient aggraver considérablement et sans nécessité l'opération.

Du reste par sa structure même il s'oppose à l'écartement que l'on recherche en le sectionnant et l'on produit inutilement une lésion cartilagineuse, lorsque tous les polypes du larynx peuvent être facilement atteints soit par la thyrotomie, soit par la trachéotomie, quels que soient le siége et le volume de la tumeur.

Selon M. Planchon la division de toutes les parties du larynx ne doit être pratiquée que quand la lésion pathologique occupe une étendue considérable et qu'il est impossible de faire différemment.

Nous ne dirons rien du manuel opératoire qui est celui de la thyrotomie, à cela près que l'incision est plus étendue en longueur.

Comme dans les articles précédents nous allons donner dans le tableau suivant le résumé des neuf observations que nous avons rassemblées afin de pouvoir examiner les résultats au point de vue de la vie et de la voix :

1. Ehrmann, 1844. — Femme de 33 ans. Polype du larynx, fixé au ligament inférieur gauche de la glotte. Trachéotomie primitive. Aphonie.
2. Balassa (Pesth). Planchon, obs. XXII. — Femme de 44 ans. Tumeurs épithéliales dans le ventricule du larynx au nombre de cinq, deux plus grandes, trois plus petites. Trachéotomie primitive. Guérison.

3. Id., obs. XXIII. — Jeune fille de 19 ans. Production blanchâtre tapissant la cavité du larynx à la partie inférieure. Trachéotomie primitive. Guérison.

4. Gurdon. Buch, Gaz. hebdom. Verneuil, 1863. — Dame de 51 ans. Végétations solides remplissant le larynx. Trachéotomie consécutive. La canule de la trachée se déplace; mort.

5. Bæckel. Schwebel, 1866. — Femme de 24 ans. Masse blanche mamelonnée remplissant toute l'ouverture supérieure du larynx. Tentatives infructueuses par les voies naturelles; trachéotomie consécutive. Voix éteinte.

6. Gouley (New-York). Planchon, obs. XXIX. — Jeune fille de 6 ans. Tumeur implantée sur les cordes vocales, remplissant tout le larynx. Trachéotomie primitive. Aphonie.

7. Gibb. Dict. encyclopéd. — Femme de 29 ans. Grosse tumeur s'étendant depuis la racine de l'épiglotte jusqu'au côté droit de la cavité même du larynx. Un tiers de la tumeur est enlevé par la bouche; trachéotomie primitive. Guérison.

8. J. Atlee. Gaz. hebdom., 1869. — Garçon de 15 ans. Production anormale remplissant le ventricule de Morgagni gauche. Trachéotomie primitive. Guérison.

9. Bryant. Soc. royale de chirurg. de Londres, 1871. — Petit garçon de 3 ans. Nombre considérable de végétations placées sur l'épiglotte et à l'orifice glottique. Trachéotomie primitive. Grande amélioration.

Ainsi qu'on le voit par l'examen de ce tableau, la mort suivit l'opération dans l'observation de Gurdon-Buck; mais ce n'est pas à l'opération elle-même qu'il faut l'attribuer, car elle fut causée par un accident, la canule qui servait à la respiration se déplaça et la malade mourut d'un accès de suffocation. L'aphonie fut la conséquence de l'opération dans deux cas (Ehrmann, Gouley). La voix resta altérée dans deux autres (Backet, Bryant), et quatre cas se terminèrent par la guérison complète (Balassa, Gibb, J. Atlee)

En résumé c'est une opération qui n'offre pas plus d'avantages qu'une autre, puisque comparés à la thyrotomie les résultats sont à peu près les mêmes et ensuite on est d'autant plus exposé à voir survenir des complications que l'on fait une large plaie aux organes de la respiration.

Aussi, croyons-nous, qu'elle ne doit plus être conservée que comme opération d'absolue nécessité depuis que le laryngoscope donne des indications précises sur le siége et le volume de la tumeur et qu'il indique ainsi par quel point en doit pénétrer pour attaquer directement le polype.

CHAPITRE III.

MÉTHODE MIXTE.

Nous arrivons maintenant à la troisième et dernière division que nous avons établie et qui croyons-nous, peut avec raison être appelée méthode mixte, puisqu'elle tient de la méthode par les voies artificielles et de celle par la bouche.

Nous comprenons sous cette dénomination, les observations dans lesquelles la trachéotomie étant pratiquée pour assurer la respiration entravée par les tumeurs polypeuses, ces dernières ont été extirpées par les voies naturelles comme dans la première méthode.

Cette façon d'agir qui a déjà rendu service est, selon nous, appelée à donner de bons résultats maintenant que, la vie étant assurée par la trachéotomie, le laryngoscope permet de voir et de préciser même la nature et le siége de l'obstacle qu'il faut détruire.

Cette méthode n'a pas eu que nous sachions de préconiseur particulier. Elle n'avait pas pu être entrevue par les auteurs qui ont écrit sur les polypes et leur traitement avant l'usage du laryngoscope et son introduction dans la polypo-thérapie laryngée ne remonte pas à bien loin.

D'après les recherches que nous avons faites et d'après

les observations que nous avons rassemblées, elle fut pratiquée pour la première fois par deux auteurs différents dans la même année. MM. Bruns et Rauchfuss, c'était en 1863; depuis elle l'a encore été par MM. Giraldès et Fournié qui, en 1867, ont obtenus des résultats qui font espérer que cette méthode est appelée à borner à la trachéotomie seule, le traitement sanglant opposé aux plus graves accidents causés par les polypes laryngiens, l'asphyxie, dans les cas où, il y a quelques années, l'on aurait divisé tout le larynx de bas en haut.

C'est ici, croyons-nous, que trouveront place avec raison quelques mots sur la trachéotomie, en tant qu'opération nécessitée par la présence d'un polype.

La trachéotomie n'est indiquée dans le cas qui nous occupe que comme traitement palliatif pour conjurer l'asphyxie imminente, lorsque le larynx est le siége d'un polype assez volumineux pour boucher complètement la glotte. Il y a pourtant quelques circonstances dans lesquelles elle peut être indiquée et à part le cas où le polype siégerait dans la trachée, cas que nous n'avons pas à examiner ici, on peut être dans l'obligation de la pratiquer, lorsqu'il y a menace d'asphyxie chez un malade dont on n'aura pas diagnostiqué l'affection laryngée, ou que l'on verra pour la première fois, ou bien encore sur lequel l'examen laryngoscopique aura été impossible, soit par indocilité, soit à cause des dangers qu'il aurait pu amener sur un sujet attaqué d'un violent accès de dyspnée. Voilà, croyons-nous, les seules indications de la trachéotomie primitive pour pallier aux accidents momentanés, l'on en viendra ensuite au moyen propre à entreprendre la cure radicale.

Ce sont, disons-nous, les seules indications, attendu que si l'asphyxie survient chez un malade, que le laryngoscope aura fait reconnaître porteur d'un polype, ce n'est pas à la trachéotomie qu'il faut avoir recours, mais directement à l'extraction de la tumeur par les voies artificielles, au moyen d'une laryngotomie appropriée qui répondra en même temps aux deux indications : 1° rétablir la respiration ; 2° faire disparaître la cause de l'asphyxie, sans soumettre le malade à deux opérations.

Jusqu'à présent la trachéotomie a été pratiquée assez souvent pour des polypes, tantôt plusieurs jours avant l'extirpation des tumeurs, tantôt immédiatement avant, tantôt en même temps. Comme résultat immédiat, elle a toujours été d'un grand secours, car elle a fait cesser la dyspnée et a rétabli la respiration entravée. Comme résultat consécutif, il n'y a que le cas de Debrou, dans lequel le chirurgien lui attribue la mort de son opéré par suite de la broncho-pneumonie qu'aurait développée l'ouverture de la trachée faite consécutivement.

Cependant, quoique dans les autres cas elle n'ait pas paru compliquer l'opération, on l'évitera autant que possible, et l'on se rappellera qu'il peut souvent arriver qu'en la pratiquant les nombreux vaisseaux sanguins de cette région, que l'on est obligé de sectionner pour arriver sur la trachée, peuvent être la cause d'une grande gêne par l'abondance de l'écoulement sanguin qu'ils donnent.

La trachéotomie une fois faite dans les cas que nous avons indiqués, que doit-on faire?

Puisque la vie n'est plus en danger, l'expectation ne peut plus être nuisible, aussi laissera-t-on le malade se reposer de l'opération et surtout de son accès de suffocation, après quoi si la tumeur ne peut être enlevée par l'ouverture faite, on cherchera, au moyen du laryngoscope, à établir un diagnostic exact sur le polype et son siége ; ce diagnostic posé, l'on verra quel est le mode de traitement qui doit être employé et celui par les voies naturelles sera sans contredit le meilleur, attendu que l'on ne sera plus gêné par les accès de suffocation qui se produisent lorsque l'on essaie d'arracher la tumeur.

Ce n'est qu'après avoir essayé tous les procédés par les voies naturelles que l'on sera en droit d'en venir à la laryngotomie.

Dans le tableau suivant, comme nous l'avons fait précédemment, nous donnons le résumé des six observations que nous avons recueillies :

1. Bruns, 1863. Causit, obs. XIII. — Enfant de 4 ans. Masse granulée muriforme obstruant le larynx. Trachéotomie à cause de la suffocation; Extraction de la tumeur par l'écraseur laryngien, le grattage, l'anse et les cautérisations. Grande amélioration.
2. Rauchfuss. Causit, obs. XXVII, 1863. — Garçon de 6 ans. Tumeur rosée derrière l'épiglotte. Trachéotomie; tentatives infructueuses pour enlever la tumeur. Résultat nul.
3. Rauchfuss, 1867. Causit, obs. XXVIII. — Garçon de 6 ans. Tumeurs mamelonnées bouchant l'orifice supérieur du larynx. Plusieurs morceaux extirpés par la bouche; trachéotomie à cause de la dyspnée. Amélioration.
4. Rauchfuss, 1863. Causit, obs. XXXIX. — Jeune homme de 15 ans. Tumeur mamelonnée, en forme de chou-fleur, obstruant l'orifice supérieur du larynx. Trachéotomie ; deux mois après, extirpation aidée de cautérisations. Guérison.
5. Giraldès, Gaz. hebdom., 1867, — Enfant (?). Le doigt, enfoncé dans l'arrière-bouche, sent un polype. Deux trachéotomies ; nombreuses productions verruqueuses enlevées avec l'appareil à ressort de M. Trélat. Grande amélioration.
6. E. Fournié, Acad. de méd., 1867. — Homme (?). Tumeur fibreuse de 2 centimètres et demi, bouchant la cavité laryngienne. Trachéotomie; extirpation par la bouche avec des pinces courbes. Guérison.

Comme on le voit dans ces six cas, la trachéotomie a été toutes les fois pratiquée pour assurer la vie menacée, et une fois la respiration rétablie, l'on a pu en venir à l'extirpation par les voies naturelles sans recourir au cas extrême de la laryngo-trachéotomie.

Une seule fois pourtant les tentatives ont été vaines, et dans l'observation que nous extrayons de la thèse de M. Causit, il n'est pas fait mention des causes qui rendirent ces tentatives infructueuses; il faut croire que c'est l'indocilité du malade, qui était un enfant de six ans, car, d'après l'examen laryngoscopique, difficile du reste, M. Rauchfuss aperçut derrière l'épiglotte la tumeur, qui, par conséquent, n'aurait pas été difficile à saisir. Dans les cinq autres observations, deux fois l'on obtint une grande amélioration, une fois une amélioration notable. Il est à présumer que si le succès ne fut pas complet dans ces trois cas, c'est que l'on était en présence de tumeurs nombreuses chez des enfants, sur lesquels, comme on le sait, il est assez difficile d'appliquer le laryngoscope et par suite de manœuvrer dans le larynx. Quant aux deux autres cas, ce sont deux jolis succès, l'un sur un jeune homme, l'autre sur un homme.

Ces résultats sont assez satisfaisants pour le petit nombre d'observations, et pour les cas où cette méthode a été employée. Il est à souhaiter qu'elle soit de nouveau mise en pratique à l'occasion, et tout porte à croire que l'on n'aura qu'à s'en louer.

On comprend parfaitement pourquoi nous nous sommes abstenu sur le manuel opératoire; il se compose de la trachéotomie, qui n'entre pas directement dans notre sujet, et en second lieu de l'extraction par les voies naturelles que nous avons traitée en temps et lieux.

Après avoir dans les pages précédentes exposé tous les faits de polypes laryngiens à notre connaissance avec les différents modes de traitement auxquels ils ont été soumis, nous devons, avant de terminer ce travail, donner un résumé de ce que nous avons avancé.

Les polypes du larynx, depuis la découverte du laryngoscope, sont susceptibles d'un diagnostic exact et par conséquent d'un traitement rationnel, qui du reste, maintenant s'appuie sur l'expérience.

Trois méthodes s'offrent au médecin qui doit débarrasser son malade d'une affection peu grave par elle-même, mais qui par son développement peut mettre la vie en danger, en mettant obstacle à l'une des principales fonctions de l'organisme, la respiration.

Ces trois méthodes sont :

1° La destruction par les voies naturelles;

2° La destruction par les voies artificielles;

3° La méthode mixte.

Toutes trois ont été employées plusieurs fois déjà, et l'on peut dire qu'elles ont fait leurs preuves.

Les observations, quoique déjà nombreuses, ne le sont pas encore assez pour que l'on puisse établir les règles à suivre; pourtant, en présence des faits, voici ce que nous croyons pouvoir dire :

La première méthode, c'est-à-dire celle par les voies naturelles, est celle que l'on doit toujours tenter, à moins d'indications spéciales, c'est celle que nous préférons, c'est la plus inoffensive, la moins douloureuse, et c'est celle qui expose le moins la vie du malade; elle est quelquefois un peu longue, mais elle n'en offre pas moins d'avantages.

La deuxième méthode, par les voies artificielles, sera appliquée, lorsque la première n'aura pas réussi, ou ne pourra suffire, quoique présentant peu de gravité, c'est toujours une opération, qui quelquefois attaque la voix, elle sera plus expéditive peut-être, et plus précise que la première, mais dans la pratique on trouvera beaucoup de malades qui préféreront rester plusieurs semaines en traitement plutôt que de se soumettre à une opération.

Cette méthode comprend plusieurs procédés. Quel est celui que l'on devra choisir?

La réponse ne peut être absolument affirmative, tout dépend du diagnostic porté. Pour nous, deux procédés doivent remplir toutes les indications. Le premier, c'est la section du cartilage thyroïde; le second, la section de la membrane thyro-hyoïdienne. Le premier pour les polypes siégeant depuis les ventricules de Morgagni jusqu'au commencement de la trachée; le deuxième pour ceux de la portion supérieure du larynx.

Quant à la section de la membrane crico-thyroïdienne, elle n'offre pas une incision assez large et doit être tout à fait exceptionnelle. Pour la laryngo-trachéotomie complète, à moins d'indications spéciales, on doit l'éviter, afin de ne pas diviser le cartilage cricoïde, dont la section est toujours inutile, sans offrir aucun avantage.

Enfin, la méthode mixte sera employée dans les cas où la trachéotomie a été faite par suite de l'asphyxie.

Quant à la trachéotomie, qui constitue le traitement palliatif, elle ne sera faite que lorsqu'en présence d'un accès violent de dyspnée on ne sera pas fixé sur le siége et la cause de l'obstacle; dans le cas contraire, on aura recours directement à la laryngotomie, qui remplira toutes les indications.

L'ossification du cartilage thyroïde n'est pas une contre-indication à sa section, car elle n'amène qu'un peu plus de retard dans la cicatrisation, et ce n'est qu'exceptionnellement qu'à la suite de sa division surviendront la périchondrite ou la nécrose, puisque dans toutes les observations que nous rapportons dans lesquelles cette section a été pratiquée, nous n'avons jamais trouvé ces accidents signalés.

Ce n'est qu'arrivé à la fin de ce travail que nous avons eu connaissance des deux dernières publications de M. Bruns, *Die Laryngoskopie und die Laryngoskopische chirurgie.* — Tübingen, 1865. — *Dreiundzwanzig neue Beobachtungen von Polypen der Kehlkopfs.* Tübingen, 1868, — dans lesquelles se trouve un grand nombre de nouvelles observations que nous regrettons vivement de ne pas avoir pu citer; aussi signalons-nous ces publications à ceux qu'intéresse la question qui nous occupe.

Ici se termine ce que nous nous étions proposé de dire sur le traitement des polypes laryngiens.

Nous avons tâché dans ce travail d'exposer quels étaient les moyens dont on disposait contre cette affection assez rare d'ailleurs, mais dont le laryngoscope a rendu les observations plus nettes, plus sûres et plus précises; nous nous sommes servi à cet effet des observations publiées jusqu'à ce jour, que nous avons pu recueillir, au nombre de 57; heureux si, par ce moyen, nous sommes parvenu à offrir sur ce sujet un tout assez complet.

TABLE DES MATIÈRES

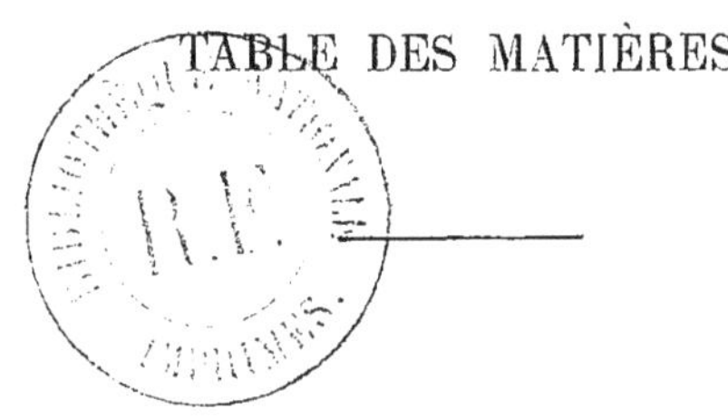

PREMIÈRE PARTIE.

DEUXIÈME PARTIE.

A. PARENT, imprimeur de la Faculté de Médecine, rue M[illegible] le-Prince, 31.

NOUVELLES PUBLICATIONS DE LA LIBRAIRIE ADRIEN DELAHAYE

Traité de l'immobilisation directe des fragments osseux dans les fractures, par le docteur BERENGER-FÉRAUD, médecin principal de la marine. 1 vol. in-8 avec figures dans le texte. 10 fr.

Traité des fractures non consolidées, ou pseudarthroses, par le docteur BERENGER-FÉRAUD. 1 vol in-8 avec figures dans le texte. 10 fr.

Traité des maladies de l'estomac, de W. BRINTON, traduit par le docteur RIANT, précédé d'une Introduction par le professeur LASÈGUE. 1 vol. in-8 avec figures dans le texte; le volume cartonné en toile. 7 fr.

Traité des maladies de l'oreille, par A. DE TROELTSCH, professeur à la Faculté de médecine de Würzbourg, traduit par les docteurs KUHN et LEVI. 1 vol. in-8 avec figures dans le texte; le vol. cart. en toile. 8 fr. 50

Leçons sur le traitement des maladies chroniques en général, et des affections de la peau en particulier, par l'emploi comparé des eaux minérales, de l'hydrothérapie et des moyens pharmaceutiques, professées à l'hôpital Saint-Louis par le docteur BAZIN, rédigées et publiées par E. MAUREL, interne des hôpitaux, revues par le professeur, 1 vol. in-8; cart. en toile. 8 fr.

Des paralysies des muscles moteurs de l'œil, par A. VON GRAEFE, professeur d'ophthalmologie à l'Université de Berlin, traduit par A. SICHEL, revu par le professeur. 1 vol. in-8. 3 fr. 50

Traité iconographique de l'ulcération et des ulcères du col de l'utérus, par Armand DESPRÉS, professeur agrégé à la Faculté de médecine de Paris, chirurgien de l'hôpital de Lourcine. Grand in-8 avec planches lithographiées et coloriées. 5 fr.

Traité clinique et pratique des maladies puerpérales suites de couches, par le docteur HERVIEUX, médecin de la Maternité de Paris. 1 fort volume in-8 avec figures dans le texte; le vol. cart. en toile. 16 fr.

Traité des maladies du fond de l'œil et atlas d'ophthalmoscopie, par L. DE WECKER et E. DE JAEGER. 1 vol. gr. in-8, accompagné d'un atlas de 29 planches en chromolithographie. 35 fr.

Comptes-rendus des séances et mémoires de la Société de biologie, tome XXIe de la collection. 1 vol. in-8 avec planches lithographiées et coloriées. 7 fr.

Paris. — Imp. A. Parent, rue Monsieur-le-Prince, 31.

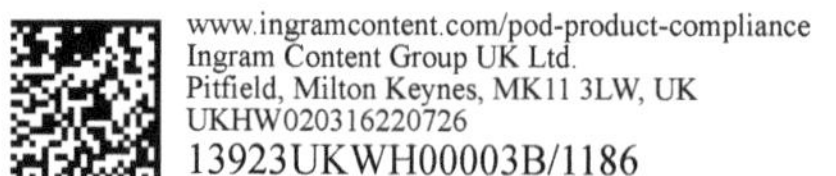
www.ingramcontent.com/pod-product-compliance
Ingram Content Group UK Ltd.
Pitfield, Milton Keynes, MK11 3LW, UK
UKHW020316220726
13923UKWH00003B/1186

9 782019 288822